KB275812

의료 기술 문해력

미래 세대를 위한 의료 기술 문해력

제1판 제1쇄 발행일 2025년 9월 20일

글 _ 임완수, 배성호
기획 _ 책도둑(박정훈, 박정식, 김민호)
디자인 _ 이안디자인
펴낸이 _ 김은지
펴낸곳 _ 철수와영희
등록번호 _ 제319-2005-42호
주소 _ 서울시 마포구 월드컵로 65, 302호(망원동, 양경회관)
전화 _ 02) 332-0815
팩스 _ 02) 6003-1958
전자우편 _ chulsu815@hanmail.net

© 임완수, 배성호, 2025

* 이 책에 실린 내용 일부나 전부를 다른 곳에 쓰려면 반드시 저작권자와 철수와영희 모두한테서 동의를 받아야 합니다.
* 이 책에 실린 이미지 중 저작권자를 찾지 못하여 허락을 받지 못한 이미지에 대해서는 저작권자가 확인되는 대로
  통상의 기준에 따라 사용료를 지불하도록 하겠습니다.
* 잘못된 책은 출판사나 처음 산 곳에서 바꾸어 줍니다.

ISBN 979-11-7153-034-2 43510

철수와영희 출판사는 '어린이' 철수와 영희, '어른' 철수와 영희에게 도움 되는 책을 펴내기 위해 노력합니다.

미래 세대를 위한

의료 기술 문해력

글 | 임완수 · 배성호

철수와영희

우리 일상에 의료 기술이 왜 중요할까?

제가 병원을 세우겠다는 꿈을 꾸기 시작한 건 중학교 2학년 때였어요. 그 시절, 우리 가족에게는 힘든 일이 잇달아 닥쳤어요. 아버지는 트럭을 고치시다가 무릎 아래 뼈들이 심하게 부서지는 큰 사고를 당해 오랫동안 병원에 누워 계셨고, 형은 갑작스러운 사고로 뇌전증을 앓게 되면서 학교에 다니기도 힘들어졌어요. 게다가 저도 체육 시간에 덤블링을 하다가 오른쪽 무릎 아래 다리 뼈가 골절되고 말았어요. 다행히 정형외과가 가까이 있어 치료를 받았지만 그때 제대로 붙지 못한 뼈 때문에 지금도 다리가 조금 휘어 있어요.

부모님은 외진 시골 마을에서 태어나셨어요. 초등학교 교육도 제대로 받지 못할 만큼 형편이 좋지 않았다고 해요. 제가 어릴 때도 우리 집 형편은 크게 나아지지 않았어요. 형의 치료를 위해 여러 병원을 찾아다녔지만 1970년대 말, 특히 우리 같은 처지에서는 선택할 수 있는 의료 서비스는 많지 않았어요. 병원비를 감당하지 못해 필요한 검사도, 적절한 치료도 받지 못하는 현실은 제게 큰 충격이었어요. 병원비 문제뿐만 아니라 뇌전증에 대한 자세한 정보를 얻기도 어려웠고 어떻게 하면 적절한 치료를 받을 수 있는지도 알 수 없어서 너무나 막막한 상황이었죠.

어린 마음이었지만, '왜 돈이 없으면 치료도 제대로 받을 수 없을까?' 하는 의문이 들었고, '병원비 걱정 없이 누구나 부담 없이 치료받을 수 있는 병원을 세워야겠다'는 결심을 하게 되었어요.

제가 처음부터 의학을 공부한 건 아니었어요. 대학에 진학할 때 저는 의학과 전혀 상관없는 도시공학과에 입학했지요. 사실 특별한 꿈이나 계획이 있어서라기보다는, 그 당시 제게 열린 길 중 하나를 선택한 것이었죠. 운 좋게 장학금을 받으며 첫 학기를 시작할 수 있었지만, 솔직히 학문보다는 캠퍼스의 자유를 만끽하는 데 더 관심이 많았어요. 친구들과 어울리는 것이 즐거웠고, 책보다 새로운 경험을 쌓는 것이 더 중요하다고 생각하던 시절이었어요.

그러던 중 1988년에 유학을 결심하게 되었고, 미국 노스캐롤라이나 대학교(UNC-Chapel Hill)에서 '도시 및 지역 계획'을 공부하게 되었어요. 처음에는 낯선 환경에 적응하기가 쉽지 않았어요. 영어도 부족했고, 유학 준비도 철저하지 않았기 때문에 여러 시행착오를 겪었어요. 하지만 다양한 친구들을 사귀고 새로운 경험을 쌓으면서 조금씩 시야가 넓어졌어요. 그러다가 '지리 정보 시스템(GIS, Geographic Information System)'을 배우게 되었고, 이것이 제 인생의 커다란 전환점이 되었어요.

GIS는 저를 완전히 사로잡았어요. 간단히 말해 GIS는 지도를 통해 데이터를 시각화하고 분석하는 기술이에요. 처음에는 단순한 지도 제작 방식이라고 생각했지만, 공부할수록 '이렇게도 문제를 바라볼 수 있구나!' 하고 무척 놀랐어요.

특히 석사 논문을 쓰면서 GIS를 본격적으로 활용하여 지역의 소음 공해를 연구하게 되었는데, GIS를 이용해 소음 데이터를 지도 위에 표현하고 시각적으로 분석하면서, 숫자로만 보던 데이터가 지도 위에서 명확한 패턴을 보이며 정보가 한눈에 보이기 시작했어요. 세상을 완전히 새로운 시각으로 바라볼 수 있게 되었죠. 이 경험은 제 학문적 방향을 완전히 바꾸어 놓았고, GIS가 단순한 도시 계획 방식이 아니라 보건, 환경, 공공 정책 등 다양한 분야에서 혁신을 만들 수 있는 유용한 방법이라는 확신을 갖게 되었어요.

1990년, GIS에 대한 깊은 관심을 바탕으로 저는 박사 학위를 위해 럿거스 뉴저지 주립대학(Rutgers, the State University of New Jersey) 도시 계획 및 정책학과로 진학했어요. 운 좋게도 연구 조교와 강의 조교로 일할 기회를 얻었습니다. 당시만 해도 GIS를 가르칠 수 있는 전문가가 많지 않았기 때문에, 영어가 부족했던 저도 학생들에게 GIS를 가르치고 연구하며 경험을 쌓을 수 있었어요.

그러던 중, 제 인생을 바꿀 기회가 찾아왔어요. 뉴저지주 보건국 산하 보건지역자문위원회(Local Advisory Board)로부터 '보건 의료 분야에서 GIS와 데이터 분석을 할 줄 아는 전문가가 필요하다'는 연락을 받았고, 저는 '건강 정보 전문가(Health Information Specialist)'라는 직업을 처음으로 갖게

　　미래 세대를 위한 의료 기술 문해력

되었어요.

저는 뉴저지주의 병원 입원 기록과 출생·사망 통계를 지도로 시각화하고 분석해 정책에 반영하는 업무를 맡았어요. 단순한 수치가 아니라, 지도 위에서 정보를 한눈에 볼 수 있게 되면서 의료 서비스의 문제점이 명확하게 드러났어요. 어떤 지역에서는 특정 질병이 유독 많았고, 어떤 곳에서는 의료 시설이 부족한 것이 확인되었어요. 이 작업들은 지역 사회가 의료 체계를 개선하고 보건 정책을 수립하는 데 큰 도움을 주었어요. 저는 'GIS가 도시 계획뿐 아니라, 사람들의 건강과 삶의 질을 높이는 보건·의료 분야에서도 큰 역할을 할 수 있겠구나!' 하고 깨닫게 되었죠.

GIS를 의료 분야에 적용하면서 병원·의료 기관들과의 협업이 자연스럽게 늘어났어요. 1992년, 저는 뉴저지 뉴브런스윅에서 '버티시스-GIS 컨설팅(VERTICES-GIS Consulting)'이라는 회사를 설립해 병원 수요 평가, 시장 조사, 공중 보건 연구 같은 다양한 프로젝트를 진행하며 의료 데이터를 다뤘어요. 병원의 위치나 서비스 현황뿐만 아니라, 환자들이 실제로 어떤 질병을 앓고 있으며 어디서 많이 발생하는지 등을 지도화해서 분석하는 작업도 활발히 진행했어요.

2011년부터 메해리 의과대학(Meharry Medical College)에서 가정의학과 교수로 의료 데이터를 활용한 연구와 교육을 시작했고, 현재는 메해리 의과대학 글로벌 헬스 스쿨의 교수로 의료 데이터와 GIS를 활용한 연구는 물론, 의료 기술과 정보가 실제로 우리의 삶과 건강에 미치는 영향을 심도 있게 연구하고, 가르치고 있습니다.

'어쩌다 의대 교수가 되었을까?' 돌이켜 생각해 보면, 도시공학을 공부하다가 지리 정보 시스템을 접하게 되었을 뿐인데, 그것이 '의학'과 연결될 거라고는 생각지도 못했어요. 아마도 어린 시절 가족들이 치료비 걱정으로 힘들어하던 기억이 이 길로 이끌었고, 지리 정보 시스템과 보건 의료 분야의 연결점을 발견한 순간이 제 인생의 방향을 결정지었다고 생각해요.

제가 이런 만남을 통해 여기까지 온 것처럼 독자분들도 의료 기술과 뜨거운 만남을 가져 보기를 바랍니다. 이 책은 의료 기술과 정보가 우리의 일상에 얼마나 중요한지 쉽게 이해할 수 있도록 다양한 이야기와 사례를 담았어요. 단순히 기술의 발전 과정을 설명하는 것이 아니라, 미래의 의료 기술이 우리 삶에 어떤 변화를 가져올지 함께 상상하고 탐구하는 시간이 되었으면 해요. 이 책이 건강한 몸과 건강한 삶과 건강한 사회에 대한 이해를 넓히고, 의료 기술에 대한 흥미를 더해 주기를 바랍니다. 더 나아가 미래의 과학자나 의료 전문가가 될 꿈을 꾸는 데 작은 씨앗이 되었으면 해요. 여러분과 함께 미래의 의료 기술을 탐험해 나가는 여정이 되기를 기대합니다.

임완수 드림

2. 놀랍고도 반가운 현대 의료

3. 모두의 미래를 위한 의료

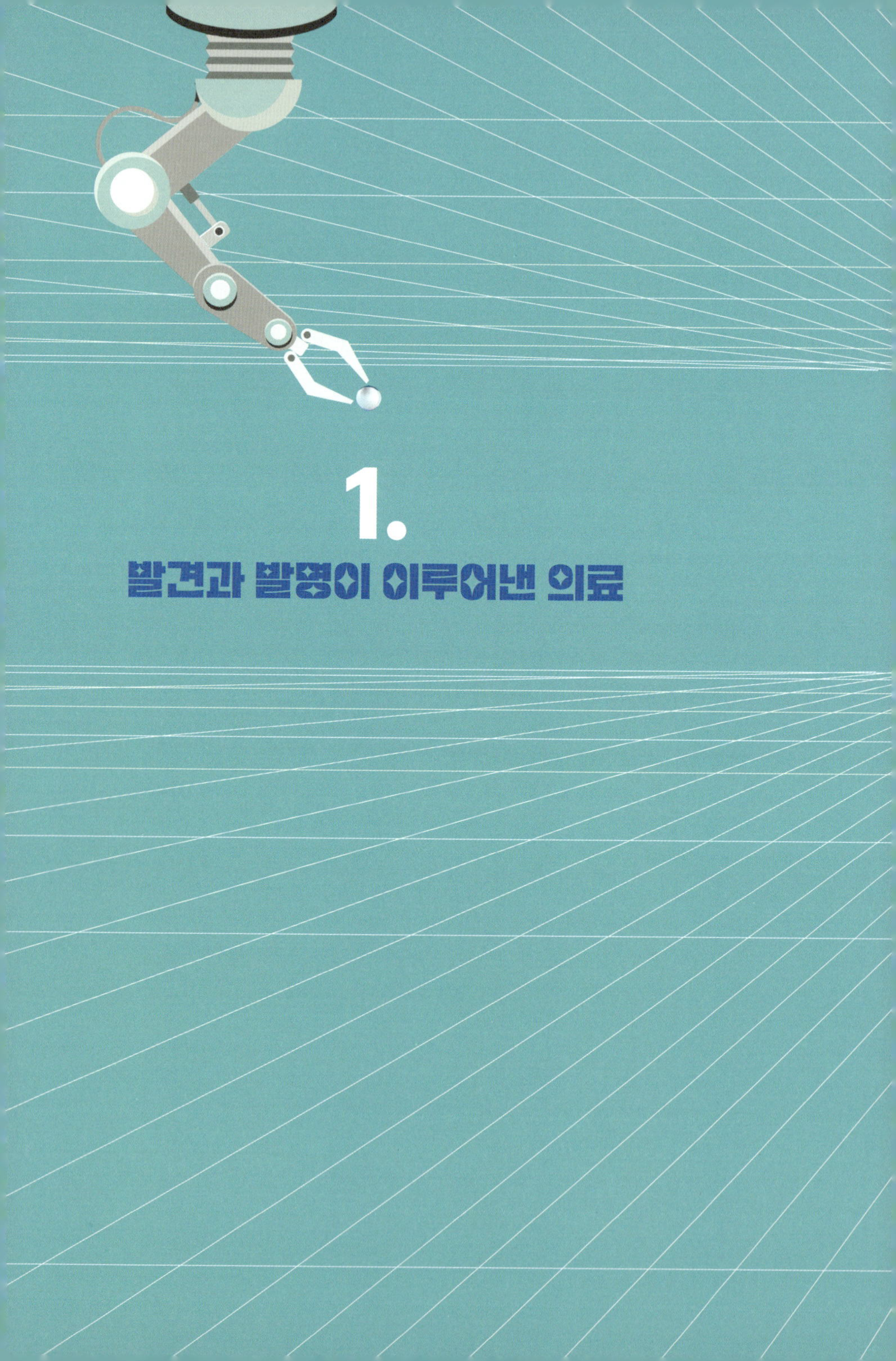

1.

발견과 발명이 이루어낸 의료

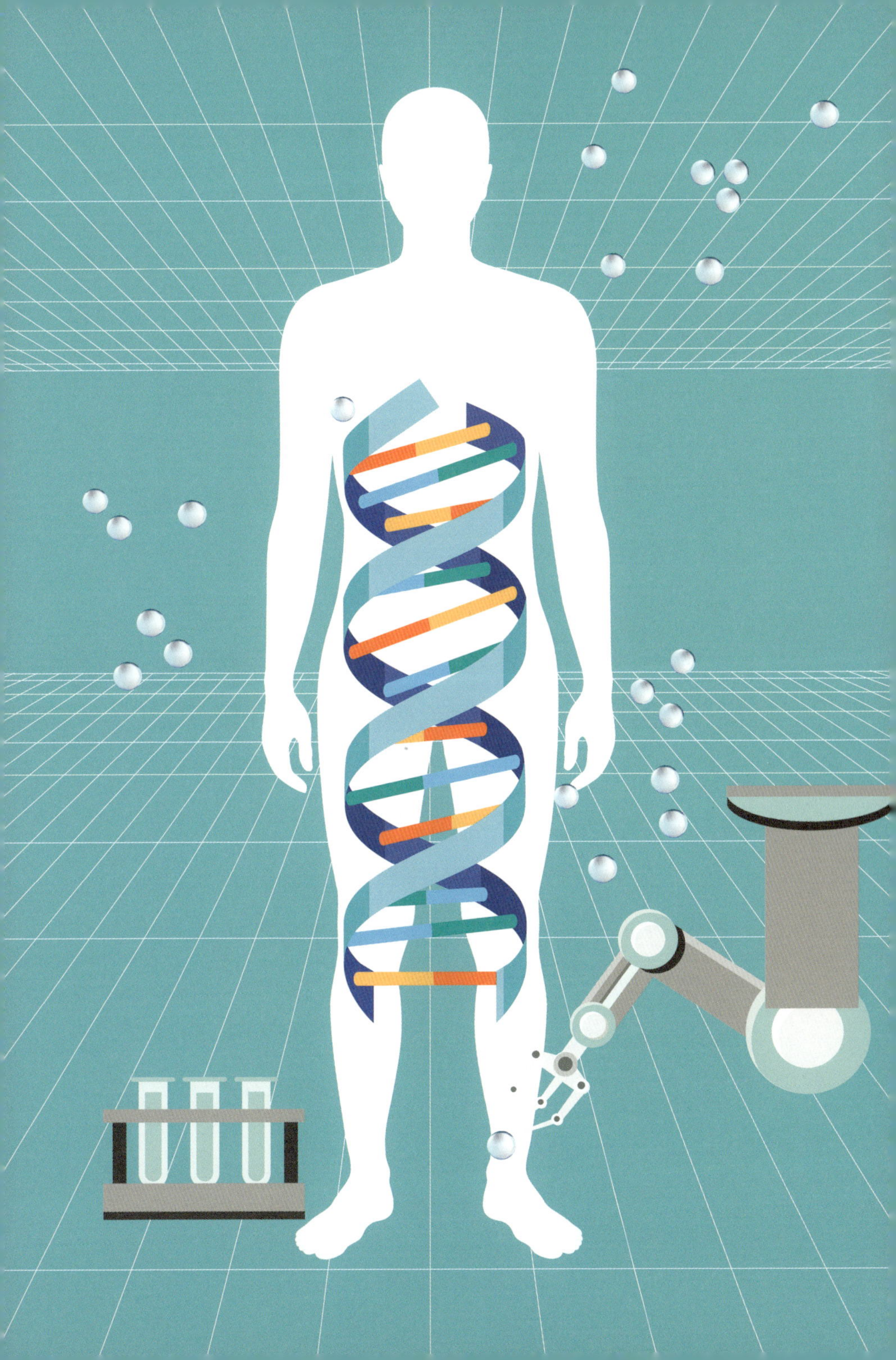

톱과 가위에서 인공지능과 스마트워치까지

고대와 중세, 주술에서 의술로

얼마 전 미국 테네시 주립 박물관(Tennessee State Museum)에 방문했는데, 거기서 남북전쟁 때 실제로 사용된 오래된 수술 도구를 봤어요. 칼날이 살아 있는 군용 수술 세트에는 칼과 가위 같은 외과 도구들이 가지런히 놓여 있었어요. 지금 기준으로 보면 거칠어 보일 수 있어도, 그 시대에는 전쟁 중에 부러진 뼈를 잇고 상처 부위를 빨리 절단해 생명을 살리는 최선의 도구들이었어요. 마취나 소독 기술이 발달하지 않은 시대였으니, 환자 입장에서 외과 치료는 생각조차 하기 싫은 공포였겠지요. '와, 정말 무섭게 생겼다!'라는 생각이 들면서도, 한편으로는 오늘날 의료 기술이 얼마나 발전했는지 새삼 느낄 수 있었어요. 이제는 훨씬 더 안전하고 효과적인 수술 방법이 개발되어 환자가 느끼는 통증이 줄고 회복 기간도 많이 단축되었으니까요.

의료의 역사를 보면 가끔 우리가 상상하기 힘든 장면이 많아

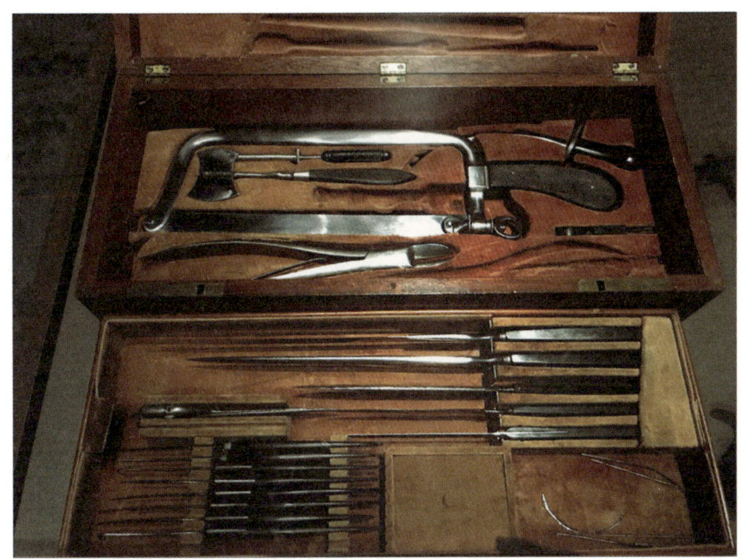

미국 남북전쟁 때 사용된 수술 도구.

요. 옛날에는 병을 치료하기 위해 약초를 이겨 상처에 바르거나 부러진 뼈를 진흙으로 고정하는 방법들을 사용하기도 했어요. 심지어 머리에 구멍을 뚫어 병을 치료하는 '두개골 천공술'도 있었어요. 질병의 원인을 제대로 알지 못했기 때문에 여러 문화권에서 병이 신이나 악마의 영향으로 생긴다고 믿었고, 주문을 외우거나 제물을 바치는 등의 방법으로 치료를 시도하기도 했어요. 지금 보면 무모해 보이지만, 과학이 발전하지 않았던 시대에 사람들이 할 수 있었던 최선이었던 셈이죠. 시간이 흐르면서 의료 기술은 끊임 없이 발전해 왔고, 오늘날에는 과거와 비교할 수 없을 만큼 효과적 이고 과학적인 방법으로 건강과 생명을 지킬 수 있게 되었어요.

고대와 중세의 의료 기술이라고 해서 비과학적었던 것만은 아 니에요. 예를 들어 고대 이집트의 의료 기술은 놀랄 만한 수준이 었어요. 고대 사회에서는 감염이 가장 큰 위협 중 하나였는데, 이 집트 의사들은 감염을 예방하고 치료하는 데 벌꿀을 사용했어요. 벌꿀에는 강력한 천연 항균 성분이 들어 있기 때문이에요. 상처에 약초를 쓰면서 환자에게 주문을 외게 하기도 했어요. 이런 치료 행위는 약물 치료 못지않게 심리적 치유의 중요성을 함께 인식했 음을 뜻해요.

오늘날에도 손이나 발 같은 신체 일부가 없는 사람은 의족(義足)이나 의수(義手), 곧 의지(義肢)를 끼고 생활을 해요. 그런데 기원전 1069~664년 사이에 이미 나무와 가죽 등을 사용해 의족을 만들 었다고 전해져요. 나무 발가락을 착용한 여성 미라가 발견된 것인 데요. 무려 3,000년 전에 의료 보조 기구를 만들어 신체에 적용했 다는 사실이 놀랍지 않나요? 심지어 4000년 전인 기원전 2000년 경에 충치 환자에게 인공 치아를 이식한 유골이 고고학자들에 의해 발견되기도 했어요. 고대 이집트 임플란트 재료로는 정교하게 깎아 다듬은 코끼리 상아가 사용되었어요. 물론 그 시절에 이런 의료 기술의 혜택을 받을 수 있었던 이들은 권력을 지닌 왕이나 귀족들이었겠지요.

19세기, 획기적인 발명과 우연한 발견

시간이 지나면서 획기적인 발명과 발견이 일어납니다. 의료 기구 하면 가장 먼저 떠오르는 것이 무엇인가요? 많은 사람들이 아마 청진기를 떠올리겠지요. 청진기는 내과, 가정의학과, 소아과, 응급 의학과 등에서 환자를 진찰하는 데 쓰이는 가장 기초적인 의료 기구예요. 심장이나 폐 소리 같은 몸 안의 소리들을 들을 수 있는 청진기는 1816년 르네 라에네크(René Laennec)가 처음 만들었어요. 그는 프랑스 파리 루브르 궁전의 뜰을 걷다가 한 아이가 둥근 나무 막대를 귀에 대며 가지고 노는 모습을 보고 영감을 얻었어요.

청진기가 나오기 전에는 의사가 환자의 환부에 직접 귀를 대고 몸 안의 소리를 들었어요. 히포크라테스 시절의 진단법에 따른 것 이지요. 그러다가 1761년 오스트리아에서 '타진법'이 등장했어요. 맛있는 수박을 고를 때처럼 몸을 톡톡 두드려 보는 방법이었지요.

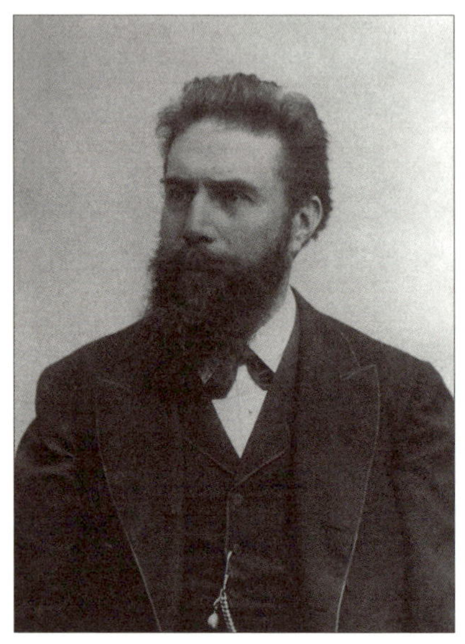

엑스(X)선을 발견한 빌헬름 뢴트겐.

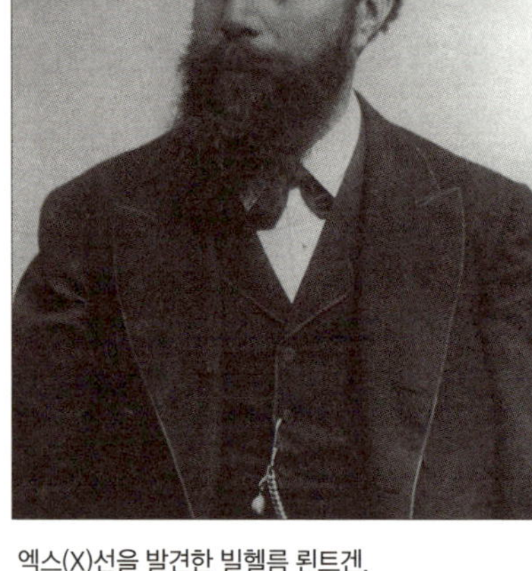

뢴트겐 부인의 손 사진(1895년).

이런 진단법은 특히 신체 접촉을 꺼렸던 여성들이 좋아할 리 없었지요. 청진기를 사용하면 여성 환자의 몸에 직접 귀를 댈 필요도 없었고, 위생 문제도 해결할 수 있었어요. 정말로 '필요는 발명의 어머니'라는 말이 떠오르지 않나요?

요즘도 병원에 가면 의사들 목에 청진기가 둘러진 모습을 볼 수 있지만, 환자의 몸속 상태를 정확하게 알기에는 아무래도 한계가 있어요. 1895년 독일의 물리학자 빌헬름 뢴트겐(Wilhelm Röntgen)

은 엑스(x)선을 발견함으로써 몸을 절개하지 않고도 몸속을 들여
다볼 수 있는 길을 열었어요. 이는 발명이라기보다는 발견에 가까
웠는데요. 뢴트겐은 음극선관 실험 중 우연히 X선을 발견했다고
해요. 그리고는 방사선으로 아내의 손을 촬영해 뼈가 그대로 드러
난 사진을 얻을 수 있었어요. 만약 골절이나 질병을 제대로 파악하
지 못한 채 치료한다면 예상치 못한 어려움이 생길 수 있겠지요.
진단의 정확성은 치료의 성공과 환자의 회복에 중요한 역할을 합
니다.

20세기, 의료 기술 도약의 결정적 순간들

20세기에 들어서면서 의료 기술은 빠르게 발전하기 시작했어요.
예전에는 수혈을 받다가 면역 반응이 발생해 혈액 응고나 신장 손
상이 일어나거나 갑자기 상태가 나빠져 목숨을 잃는 일이 자주 있
었어요. 왜 그랬을까요? 바로 혈액형이 맞지 않아서예요. 이러한
심각한 부작용 때문에 많은 사람들이 수혈을 두려워했죠. 그런데
1901년 오스트리아의 병리학자인 카를 란트슈타이너(Karl Land
steiner)가 사람의 혈액을 A형, B형, AB형, O형으로 구분하는 ABO
혈액형을 발견했어요. 이 발견 덕분에 수혈은 훨씬 안전해졌고, 전

쟁터나 재난 현장은 물론 일상생활에서도 수많은 생명을 살릴 수 있게 되었어요.

한때 당뇨병은 '죽음의 병'으로 불렸어요. 그런데 1921년, 캐나다 토론토 대학에서 프레더릭 밴팅(Frederick Banting)과 찰스 베스트(Charles Best)가 췌장에서 인슐린을 추출하는 데 성공했어요. 그리고 당뇨병 환자에게 인슐린을 주사하자 혈당이 뚝 떨어져 그 효과가 입증되었죠. 이후 인슐린 치료법이 널리 쓰이면서 당뇨병 환자들의 삶의 질이 이전보다 훨씬 더 나아졌어요.

곰팡이로 만든 약이 사람을 살릴 수 있다는 걸 아시나요? 1928년에 영국의 미생물학자 알렉산더 플레밍(Alexander Fleming)이 푸른 곰팡이에서 추출한 '페니실린'은 세균 감염을 치료할 수 있는 최초의 항생제였어요. 그전까지 세균 감염은 치료하기 어려운 질병이었는데 이 약은 세균을 죽이는 힘이 있어서, 감염으로 생명을 잃던 사람들을 구할 수 있게 해 줬어요. 페니실린은 수많은 생명을 살리며 '기적의 약'으로 불리게 되었고, 이후 다양한 항생제가 개발되면서 감염성 질환의 사망률이 급격히 감소하게 되었어요.

우리 몸의 필터 역할을 하는 신장(콩팥)이 고장 나면, 몸에 독소가 쌓이게 돼요. 1943년, 네덜란드의 빌렘 요한 콜프(Willem J. Kolff) 박사가 최초의 신장 투석기를 만들어 신장 기능이 떨어진 사람들의 혈액을 정화할 수 있게 되었어요. 몸속 노폐물을 씻어낼 수 있다니 말 그대로 '몸속 청소기'가 생긴 것이죠.

심장이 불규칙하게 뛰면 위험하잖아요. 1950년대에는 심장 박동을 조절하는 심박 조율기가 개발되었어요. 전기를 이용해 심장이 일정하게 뛰도록 도와주기 때문에 심장병 환자들도 걱정 없이 일상생활을 할 수 있게 되었죠.

1953년에는 제임스 왓슨(James Watson)과 프랜시스 크릭(Francis Crick)이 DNA 이중나선 구조를 밝혀냈어요. 그 덕분에 우리는 사람마다 다른 유전 정보를 알 수 있게 되었고, 앞으로는 개인에게 딱 맞는 치료를 하는 '맞춤형 의료' 시대가 열리게 되었어요.

1960년대부터 병원에서도 컴퓨터를 사용하기 시작했어요. 환자의 상태나 치료 기록 같은 의료 데이터를 모아서 분석하면서, 진단은 더 정확해지고 치료 방법도 발전했죠. 이렇게 의료에 데이터 기술이 접목되면서, 병원에서는 더 체계적이고 정확한 진료가 가능해졌어요. 덕분에 의사들도 환자의 상태를 더 잘 이해하고, 사람마다 더 알맞은 치료를 해줄 수 있게 되었답니다.

20세기 후반부터 21세기 초까지도 의료 기술은 끊임없이 진보를 거듭해 왔어요.

사람의 몸 안을 들여다볼 수 있다면 어떨까요? 수술을 하지 않고도 장기나 뼈, 혈관을 볼 수 있다면 정말 놀랍겠죠. 1971년에는 고드프리 하운스필드(Godfrey Hounsfield)가 바로 그런 일을 가능하게 하는 컴퓨터 단층촬영(CT, Computed Tomography) 장치를 발명하여 인체 내부를 보다 정밀하게 분석할 수 있게 되었어요. CT는 여러 방향에서 찍은 방사선 촬영(X-ray) 사진을 컴퓨터로 조합해, 몸속을 입체적으로 보여주는 기술이에요. 이 덕분에 의사들은 병이 있는 위치를 정확히 찾아낼 수 있었고, 진단과 수술 준비도 훨씬 정밀해졌죠. 요즘은 병원에서 CT 없이는 진단을 하기 어려울 만큼, 꼭 필요한 장비가 되었어요.

엑스레이보다 훨씬 정밀하면서도, 인체에 해를 주지 않고 몸속을 촬영하는 기술이 있다면 어떨까요? 1977년에는 레이먼드 다마디안(Raymond Damadian) 박사가 최초의 인체 전신 자기공명영상(MRI, Magnetic Resonance Imaging) 촬영에 성공하면서 더욱 정밀한 영상 진단이 가능해졌어요. MRI는 자기장을 이용해 몸속을 촬영하는 기술인데, 놀랍게도 방사선을 전혀 사용하지 않아서 인체에 훨

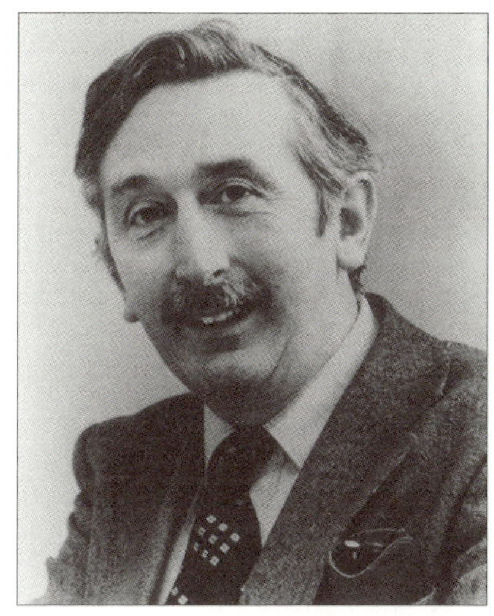

컴퓨터 단층촬영 장치를 발명한
고드프리 하운스필드.

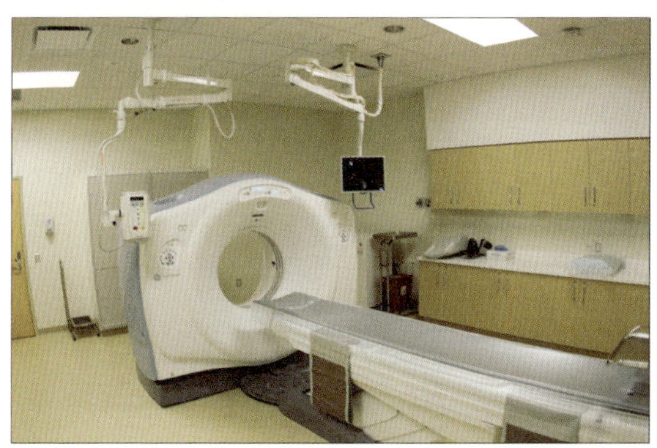

컴퓨터 단층촬영 장치.

씬 안전해요. 또한 MRI는 뇌, 신경, 근육, 종양처럼 X-ray나 CT로
는 보기 어려운 부분도 정밀하게 볼 수 있어요. 이 기술 덕분에 뇌

질환이나 암 같은 심각한 병도 더 빨리 발견하고 정확하게 치료할 수 있게 되었어요.

　엄마 뱃속이 아닌, 시험관에서 아기가 만들어질 수 있다니 정말 신기하지요? 1978년 7월 25일은 전 세계를 놀라게 한 일이 일어났어요. 바로 세계 최초의 시험관 아기가 태어난 날이었죠. 체외수정(IVF, In Vitro Fertilization) 기술이 현실이 된 것인데, 이 기술은 몸 밖에서 난자와 정자를 수정시킨 뒤, 수정된 배아를 다시 엄마 뱃속에 넣는 방법이에요. 이 기술은 아이를 간절히 원하지만 자연임신이 어려운 불임 부부들에게 큰 희망이 되었고, 생식의학 분야에서도 중요한 전환점이 되었어요. 이후 기술이 계속 발전하면서 체외수정의 성공률도 점점 높아지고, 더 많은 가족에게 새로운 생명의 기쁨을 안겨주고 있어요.

　1980년대 이후로는 전자건강기록(EHR, Electronic Health Records) 사용이 확산되면서 의료 데이터가 체계적으로 관리되기 시작했어요. 이 기술은 환자의 진료 기록, 검사 결과, 약 처방 같은 정보를 컴퓨터에 저장하고, 여러 병원이 함께 볼 수 있게 해 주는 시스템이에요. 덕분에 의사들은 환자의 과거 치료 내용을 쉽게 확인하고, 더 정밀하고 체계적인 진료를 할 수 있게 되었죠.

1990년대에는 인터넷 기술이 의료계에 도입되면서 멀리 떨어진 곳에서도 진료를 받을 수 있는 원격 진료와 의료 데이터 공유가 가능해졌어요. 특히 병원이 가까이 없는 시골이나 섬 지역에서도 이 기술 덕분에 필요한 의료 서비스를 받을 수 있게 되었어요.

이처럼 의료 정보화와 기술의 발전은, 사람들의 건강을 지키는 데 큰 도움을 주고 있어요.

21세기, 더 나은 미래 의료 기술을 위해

생명과학 기술은 1990년대 이후에 더욱 빠르게 성장했어요. 1990년에 시작해 2003년에 완료한 인간 게놈 프로젝트(HGP, Human Genome Project)는 인간의 유전 정보 전체를 해독한 유전자 서열 지도를 99퍼센트 완성했어요. 이로써 사람마다 다른 유전 정보를 바탕으로 한 '맞춤형 의료'의 가능성이 활짝 열렸죠. 웨어러블 기기(Wearable Device)처럼 몸에 착용하거나 휴대할 수 있는 디지털 헬스케어(digital-healthcare) 기술도 현대 의료의 혁신을 이끌고 있어요. 스마트워치처럼 손목에 차는 기기는 심박수, 운동량, 수면 패턴까지 실시간으로 알려주고, 어떤 기기는 피부에 붙이거나 몸속에 넣기도 하고, 심지어 먹는 형태로도 쓰이고 있어요. 또한 AI가 병원에서 엄청난 양의 의료 데이터를 빠르게 분석해서, 질병을 예측하거나 진단하는 데 큰 도움을 줘요. 이런 기술 덕분에 의사들은 더 빠르고 정확하게 진단하고, 환자들은 더 안전하고 효과적인 치료를 받을 수 있게 되었어요.

의료 기술은 현재에도 끊임없이 진화하고 있으며, 새로운 기술이 등장하는 주기가 점점 짧아지고 있어요. 현대 의료는 디지털 혁신을 통해 빠르게 발전하고 있어요. 사람의 DNA를 직접 편집해 선천적인 질환을 치료하거나, 로봇의 도움을 받는 초정밀 수술이 일반화될 날도 머지않아 보여요. 이미 웨어러블 기기와 AI를 활용해 건강 상태를 실시간으로 확인하고, 원격으로 검사와 진료를 진행하는 시스템이 구축되고 있죠. 초연결 의료 시스템이 보편화된다면 환자와 의료진은 시간과 장소에 구애받지 않고 효과적인 치료와 관리를 받을 수 있게 될 거예요.

하지만 이런 발전에는 사회적·윤리적 책임도 뒤따르기 마련이죠. 기술이 발전할수록 '누가, 어떻게, 어디까지 사용할 것인가'에 대한 논의가 필요해요. 특히 개인 정보를 보호하고 기술 접근성의 격차를 줄이는 문제는 반드시 해결해야 할 과제예요. 의료 기술이 발전하더라도 모든 사람이 이를 동등하게 누릴 수 없다면 진정한 혁신이라고 보기 어렵기 때문이죠. 분명한 사실은 이제 의료 기술이 단순히 질병 치료를 넘어, 더 많은 사람이 양질의 의료 서비스를 받을 수 있도록 변화를 이끌고 있다는 점이에요. 앞으로는 환자 개개인의 건강 데이터를 활용해 맞춤형 치료는 물론 질병의 예방까지 가능하게 하는 시스템이 더욱 확산될 거예요.

미래의 의료 기술은 어떤 모습일까요? 어쩌면 이 글을 읽고 있는 여러분 가운데 누군가가 새로운 의료 기술을 발명하고, 이를 통해 더 나은 세상을 만들어 갈 거예요. 의료는 단순한 기술이 아니라 사람들의 건강을 지키고 삶의 질을 향상시키는 데 있다는 점을 기억하며, 모두가 함께 건강한 미래를 꿈꿔 봅니다.

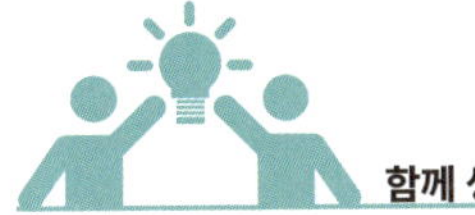

- 우리 삶과 일상에 가장 큰 변화를 가져온 의료 기술이 무엇이라고 생각하나요?
- 여러분이 상상하고 꿈꾸는 미래의 의료 기술은 어떤 모습인가요?

내 건강 기록 보관소

나이팅게일이 그린 장미

의료가 과학적 토대를 갖추기 시작한 건 19세기 무렵이에요. 콜레라와 결핵, 말라리아가 유행하던 중세 유럽에서는 이 같은 질병이 미아스마(miasma), 곧 '나쁜 공기' 때문이라고 믿었어요. 하지만 1854년 존 스노우(John Snow) 박사는 당시 런던에 발생한 콜레라 집단 발병 원인이 오염된 물에 있다고 의심하며, 콜레라 환자가 발생한 위치와 환자 수를 지도 위에 표시하기 시작했어요. 이른바 '죽음의 지도'입니다. 데이터를 분석한 결과, 특정 급수 펌프 주변에서 환자와 사망자가 집중적으로 발생한 것을 발견했고, 해당 급수 펌프를 폐쇄함으로써 콜레라 확산을 막을 수 있었어요. 이는 정확한 자료 수집과 분석이 질병의 원인을 밝히는 데 얼마나 중요한 역할을 하는지 보여줍니다.

코로나19(COVID-19) 팬데믹 동안에도 확진자의 이동 경로를 분석하고 감염 확산을 예측하는 데 데이터와 지도 기술이 적극 활용

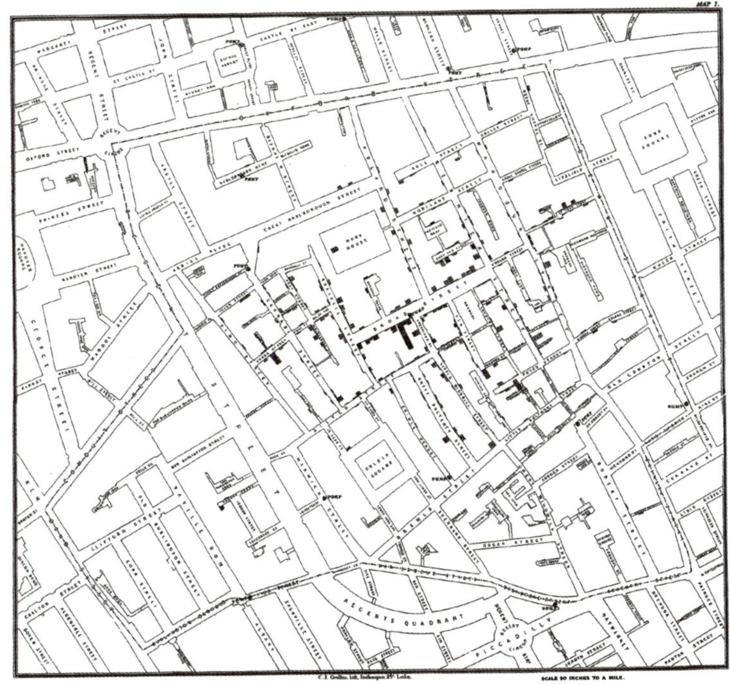

1854년 존 스노우 박사가 만든 '죽음의 지도'.

되었어요. 이러한 접근법은 스노우의 방식에서 시작된 것으로, 오늘날까지 전염병 대응에 매우 유효하게 쓰이고 있어요.

비슷한 시기, 플로렌스 나이팅게일(Florence Nightingale)도 크림 전쟁(1853~1856년)에서 간호 활동을 하며 데이터를 활용한 의료 개선에 앞장섰어요. 사람들은 그녀를 훌륭한 간호사로 기억하지만 사실

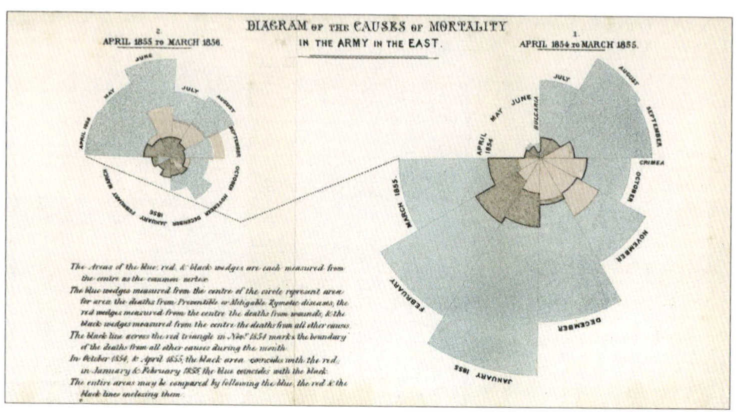

플로렌스 나이팅게일이 만든 '장미 도표'.

그녀는 통계학자이기도 했어요. 나이팅게일은 병사들이 총상보다 비위생적인 병원 환경 때문에 더 많이 사망한다는 사실을 발견했어요. 그녀는 병사들의 사망 원인을 꼼꼼히 기록하며 '장미 도표(rose diagram)'라는 독창적인 원형 통계 차트를 만들었어요. 이 도표는 병사들의 사망 원인 데이터를 한눈에 보여주었고, 결과적으로 군 병원 위생 환경을 크게 개선해 많은 병사들의 생명을 구했어요. 이 장미 모양의 도표는 시각화된 데이터가 지닌 힘을 보여준 사례로 남아 있어요.

19세기에 '데이터 분석'이라는 표현을 사용하지는 않았지만, 이미 의료 영역에서는 체계적으로 자료 활용을 하고 있었어요. 당시에는 모든 것을 종이에 기록하고 표로 정리했지만, 20세기에 컴퓨터가 발명되고 병원들이 전자건강기록(EHR)을 사용하면서 본격적인 '빅데이터 시대'가 열렸어요. 환자의 진료 기록이 디지털화되고 병원 간에 공유되면서, 이제는 단순히 데이터를 기록하는 수준을 넘어 환자의 전 생애 데이터를 분석해 진단과 치료를 최적화할 수 있는 시대가 된 거예요.

내 건강 기록 보관소, 전자건강기록

병원에 갔을 때 여러분은 내 건강 기록이 어디에 보관되어 있을까 생각해 본 적 있나요? 옛날에는 동네 병원에 가면 환자의 진료 기록을 적은 종이 차트가 파일에 끼워져 의료 기록실 캐비닛 안에 가득 보관되어 있었어요. 그런데 종이 차트는 잃어버리거나 찢어질 수 있고, 환자가 다른 병원에 갔을 때 담당 의사가 의료 기록을 확인하는 데 번거로움이 많았지요. 환자가 과거 앓았던 병이나 복용했던 약물들이 제대로 공유되지 않으면 쓸 데 없이 중복 검사를 하거나 잘못된 처방이 내려질 위험도 커지게 되죠.

2010년쯤 뉴저지주의 한 저소득층 노인 아파트에서 있었던 이야기를 해 드릴게요. 이곳의 노인들은 체계적인 의료 기록 시스템이 없어, 응급 상황에 대비해 비닐봉지에 자신의 의료 정보를 담아 냉장고에 보관했어요. 응급 상황이 생기면 구급 대원들이 냉장고에서 이 비닐봉지를 꺼내 환자의 상태를 파악할 수 있도록 한 거죠. 생각해 보면 참 안타까운 일이에요. 하지만 그분들 입장에서는 자신을 지키기 위해 나름대로 고안해 낸 방법이었던 겁니다. 만약 의료 정보가 제대로 기록되고 공유될 수 있었다면, 응급 상황에서도 환자의 상태를 더 정확하고 신속하게 파악할 수 있었을 거예요.

지금은 이런 불편함을 해결할 수 있는 '전자건강기록'이 있어요. 이 시스템은 환자의 모든 건강 정보를 디지털화해서 안전하게 저장해요. 의사들은 몇 번의 클릭만으로 환자의 혈압, 검사 결과, 알레르기 정보, 복용 중인 약 등을 한눈에 확인할 수 있죠. 이를 통해 중복 검사나 약물 오류를 줄일 수 있고, 환자에게 꼭 맞는 치료를 빠르게 제공할 수 있어요. 게다가 병원 간 전자건강기록을 공유하는 시스템이 잘 구축되면, 응급 상황에서도 환자의 병력과 알레르기 정보를 즉시 확인할 수 있어 신속하고 정확한 치료가 가능해요.

전자건강기록에 저장된 방대한 데이터는 단순히 기록으로만 머물지 않아요. 현대 의료에서는 이 데이터를 '빅데이터(Big Data)'로 활용해 질병을 예측하고 환자 맞춤형 치료 계획을 세우는 데 적극 활용하고 있어요. 빅데이터가 AI와 결합하면 더욱 놀라운 일이 벌어져요. AI는 수천만 건의 의료 데이터를 분석해 환자가 어떤 병에 걸릴 가능성이 높은지 예측할 수 있어요. 과거 진료 기록과 현재의 건강 상태, 생활 습관을 분석해 '이 환자는 몇 년 안에 당뇨병이 생길 확률이 높다'라고 알려주는 거죠. 마치 미래를 내다보는 개인 건강 비서 같지 않나요?

이미 세계 여러 병원에서는 'AI 보조 진단 시스템'을 도입해 활용하고 있습니다. 자기공명영상(MRI)이나 컴퓨터 단층촬영(CT) 영상을 AI가 빠르게 분석해 미세한 종양이나 골절 같은 이상 부위를 찾아내고, 방사선과 의사는 AI의 분석 결과를 바탕으로 더욱 정확한 진단을 내릴 수 있어요. 사람이 눈으로 놓칠 수 있는 부분을 AI가 찾아준다는 점에서 매우 유용하죠. 뿐만 아니라, AI는 각 환자에게 딱 맞는 치료 계획을 세우는 데도 도움을 줘요. 이렇게 정밀하고 개인화된 의료가 가능해진 데는 빅데이터와 AI 역할이 컸어요. 예전에는 상상하기 힘들었던 일이 이제는 현실이 되고 있어요. 전자건강기록과 빅데이터, AI가 함께하면 환자 맞춤형 치료와 질병 예방까지 가능하게 되죠. 의사들은 더 정확한 치료를 제 공할 수 있고, 환자들은 더 건강한 미래를 꿈꿀 수 있게 됩니다.

의료 데이터, 어떻게 보호해야 할까?

AI가 틀릴 가능성은 없을까요? AI는 데이터를 가지고 학습을 하기 때문에 데이터가 편향되었거나 오류가 있다면 잘못된 결과를 내놓을 수 있어요. 데이터는 양도 중요하지만 그보다 정확하고 일관되고 신뢰할 수 있는 질 높은 정보가 필요해요. 생명을 다루는 의료 데이터는 더욱 그렇지요. 정말 필요한 핵심 정보만 추려내지 않으면 오히려 혼란을 줄 수도 있고, 잘못된 기록이 섞여 있다면 결론 또한 잘못될 가능성이 높아져요. 의료진은 AI의 결과를 무조건 믿어서는 안 돼요. 환자의 상태에 따라 판단해야 하는 신중한 접근 과정이 필요하죠. 즉, AI는 인간을 대체하는 것이 아니라 의료진의 판단을 돕는 '도우미' 역할을 한다고 볼 수 있어요.

전자건강기록과 빅데이터가 보편화되면서 '개인정보 보호'가 의료 현장에서 중요한 문제로 떠올랐어요. 만약 누군가 병원의 서버를 해킹해 대규모 환자 정보를 빼낸다면 어떻게 될까요? 개인 사생활이 노출되는 것은 물론이고 금융 사기나 보험 사기 같은 범

죄에 악용될 위험도 있어요. 이런 문제를 막기 위해 병원들은 방화벽을 강화하고 데이터를 암호화하는 데 많은 투자를 하고 있어요. 그럼에도 불구하고, 대형 의료 기관이 랜섬웨어 공격을 받아 모든 기록이 암호화되면서 진료가 마비되는 사건이 실제로 발생하기도 했어요. 이런 일이 일어나면 환자들의 안전까지 위협받게 되니 보안 문제는 절대 간과할 수 없는 부분이죠.

또 환자 입장에서는 '내 의료 정보가 어디에 사용되고 있는지, 얼마나 안전하게 관리되는지'를 알 권리가 있어요. AI를 학습시키기 위해 데이터를 제공할 때도, 환자에게 충분히 설명하고 동의를 구하는 절차가 필요해요. 개인정보 보호와 데이터 활용의 균형을 맞추는 일은 현대 의료에서 반드시 해결해야 할 숙제입니다.

전자건강기록과 빅데이터 분석이 의사와 간호사의 부담을 줄여주는 건 사실이에요. 처방 내역을 조회하거나 중복 검사를 방지하는 데에도 큰 도움이 되니까요. 하지만 환자를 직접 만나 '어디가 불편하신지 조금 더 자세히 말씀해 주실래요?'라고 묻는 인간적인 소통은 여전히 중요해요.

빅데이터가 제공하는 통계는 전체 환자를 분석하는 데는 유용하지만, 각 개인의 감정이나 생활 습관 같은 세세한 부분은 놓칠 수 있어요. 그래서 AI와 빅데이터가 제시하는 확률적인 진단을 앞에 앉아 있는 환자가 느끼는 실제 아픔과 연결하고 판단하는 건 결국 사람의 몫이에요. 의료 기술이 아무리 발전해도 사람이 할 일을 모두 대신할 수는 없으니까요. 따뜻한 소통과 세심한 관찰은 의료 현장에서 언제나 중요해요.

빅데이터와 AI는 앞으로도 계속 발전할 거예요. AI가 병원에 입원한 환자의 체온과 혈압 같은 생체 신호를 24시간 측정하고, 빅데이터 시스템이 이를 분석해 '조만간 열이 날 수 있다'거나 '폐렴 위험이 높아졌다'고 미리 알려준다면 어떨까요? 환자의 상태가 나빠지기 전에 미리 조치를 취해 더 나은 치료를 할 수 있겠죠. 원격 진료 분야도 마찬가지예요. 환자가 집에서 혈압, 심박수, 혈당을 측정해 병원 서버로 바로 전송하고 의사가 그때그때 처방한다면, 병원을 방문하는 횟수도 대기실에서 기다리는 시간도 줄어들겠지요. 그만큼 환자들의 만족도도 올라갈 거예요.

다만, 이런 기술이 제대로 작동하려면 몇 가지 중요한 조건이 충족되어야 해요. 데이터를 정확하게 관리하는 품질 관리, 해킹을 막는 정보 보안, 의료진의 세심한 판단, 그리고 환자의 동의와 신뢰가 반드시 필요하죠. 기술이 아무리 좋아져도 이런 기본 조건들이 지켜지지 않으면 진정한 효과를 발휘하기 어렵다는 점도 꼭 기억해야 해요. 결국 기술은 도구일 뿐이고, 사람과 사람 사이의 신뢰와 소통이 그 중심에 있어야 한다는 사실을 잊지 말아야 합니다.

함께 생각해요!

- 존 스노우 박사의 '죽음의 지도'가 오늘날 빅데이터 기술과 만난다면 감염병 예방에 어떻게 쓰일 수 있을까요?
- 전자건강기록이 의료 현장에서 큰 도움이 되는 이유는 무엇일까요?
- 만약 AI의 진단과 의사의 판단이 다를 때 여러분이라면 어떤 것을 더 신뢰하겠나요?

머리카락에 저장된 스트레스

스트레스, 왜 생기는 걸까?

여러분도 생활하면서 스트레스를 많이 받나요? 친구 관계에서 오는 문제, 학업과 시험에 대한 부담이 스트레스로 작용하고 있지는 않나요? 사실 스트레스는 인류가 오래전부터 겪어온 자연스러운 반응이에요. 연구에 따르면, 학생들이 시험을 앞두었을 때 심박수가 빨라지고 손에 땀이 나는 신체적인 변화가 일어난다고 해요. 이런 반응은 몸이 위험에 대비하는 방식이에요. 고대 인류는 맹수를 만나거나 위험한 환경에 처했을 때 순간적으로 싸우거나 도망갈 준비를 해야 했어요. 이때 스트레스 반응이 활성화되면서 심박수가 증가하고, 근육이 긴장하며, 신체가 더 많은 에너지를 사용할 수 있도록 돕는 코르티솔이나 아드레날린 같은 호르몬이 분비돼요. 이런 반응 덕분에 인류가 생존할 수 있었던 것이죠.

그런데 현대 사회의 스트레스는 과거와는 다른 원인 때문에 나타나요. 맹수를 만나는 대신 우리는 끊임없는 경쟁 속에서 살아

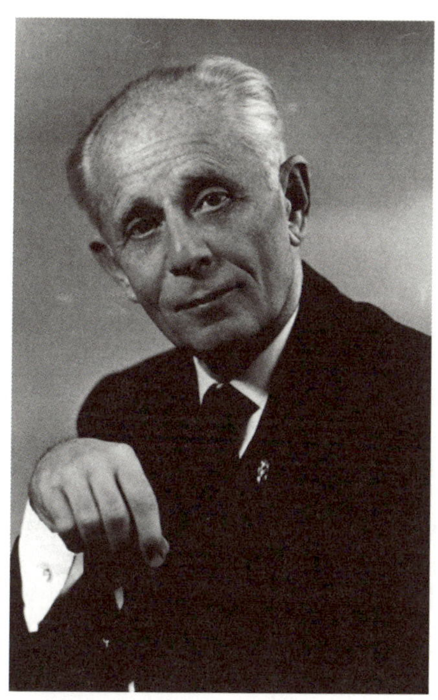

'스트레스'라는 용어를 처음으로 의학에 적용한
한스 셀리에(Hans Selye).

가고 있고, 기후 변화와 경제 불황 등으로 미래는 불확실성이 커졌으며, 디지털 환경은 우리 뇌를 한순간도 쉴 수 없게 만들지요. SNS를 통해 관계와 정보망이 넓어졌지만 다른 사람의 삶과 쉽게 비교를 당하기도 해요. 그래서 많은 이들이 나만 뒤처지고 있는 것 아닌가 하는 불안감에 시달려요. 무언가를 놓치고 있다는 두려움, 이른바 포모 증후군(FOMO, Fear of Missing Out) 현상이 늘어나고 있지요. 이런 '소외 불안'은 휴식을 취하는 순간마저도 계속해서 초조함을 느끼게 해요.

과거에는 스트레스가 생존을 위한 순간에 짧게 작용했다면, 오늘날 우리가 받는 스트레스는 끝이 보이지 않는 마라톤과도 같아요. 정보에 연결되어 있지 않았을 때 느끼는 불안감이 계속 이어지면서 몸과 마음에 부담을 주고 있어요. 결국 우리는 편리한 기술 덕분에 더 많은 정보를 얻을 수 있지만, 동시에 쉬지 못하고 스트레스가 쌓이는 환경에서 살고 있는 셈이에요. 최근 연구에서는 스마트폰을 과도하게 사용하는 청소년이 그렇지 않은 청소년보다 스트레스 호르몬인 코르티솔의 분비가 더 높은 것으로 나타났어요. 몸이 정보의 자극을 끊임없이 받으면서 쉬지 못하고 긴장 상태를 유지하기 때문이에요.

스트레스가 우리 몸에서 일으키는 일

제가 박사 논문을 쓸 때 매주 수요일 아침 10시가 되면 지도 교수님께 지난 일주일 동안 연구한 내용을 보고해야 했어요. 물론 교수님이 그 시간을 내주신 덕분에 학위를 받을 수 있었지만, 저는

10시가 가까워질수록 스트레스가 점점 커졌어요. 일요일 저녁부터 슬슬 긴장되기 시작했고, 화요일 밤이 되면 스트레스가 최고조에 달했죠. 그러다 보니 두통과 소화 불량 같은 증상이 나타나기도 했어요. 물론 해야 할 일을 미리미리 준비했다면 스트레스를 받을 일도 없었겠지만요.

지속적인 스트레스는 심장에도 영향을 줍니다. 한 대학생은 학업 스트레스 때문에 심박수가 평소보다 높아지는 현상을 겪었어요. 과제 마감과 시험 준비로 밤을 새우는 일이 많아졌고, 어느 순간 가만히 있어도 심장이 빠르게 뛰는 걸 느꼈죠. 병원에서 검사해 보니, 계속되는 스트레스와 수면 부족 때문에 교감신경이 과도하게 활성화되면서 심박수가 올라간 것이었어요. 이처럼 스트레스는 심장 박동을 빠르게 하고 혈압을 올려, 장기적으로 심혈관 질환의 위험을 높일 수 있어요.

중요한 발표를 앞두고 배가 아프거나 속이 쓰린 경험을 한 적 있나요? 한 직장인은 회사에서 중요한 발표를 앞두고 극심한 스트레스를 받았어요. 그러다 보니 며칠 동안 복통과 속쓰림이 계속됐죠. 왜 이런 일이 생길까요? 긴장하면 위산 분비가 많아지면서 속쓰림이나 복통을 유발할 수 있고, 면역력까지 떨어뜨려 감기에 쉽게 걸리기도 해요. 스트레스를 받으면 잠을 제대로 못 이루고 뒤척이게 되죠. 여러 날 불면증을 경험하기도 해요. 수면 부족이 계속되면 기분도 불안정해지고, 심하면 우울감과 불안 장애로 이어질 수도 있어요. 실제로 연구에서도 지속적인 스트레스와 수면 부족이 우울증의 주요 원인 가운데 하나라고 밝혔어요.

스트레스라고 해서 나쁜 점만 있는 건 아니에요. 가끔 느끼는 짧고 가벼운 스트레스는 여러 면에서 도움이 되기도 하죠. 시험을 앞둔 학생에게 적당한 긴장감은 기억력과 집중력을 높여줄 수 있어요. 하지만 이런 긴장이 계속되면 문제가 돼요. 우리 몸은 쉬지 못하고 점점 지쳐가거든요. 결국 스트레스가 오래 지속되면 심장 건강부터 소화 기능, 면역력, 수면에까지 다양한 부분에 영향을 줍니다.

머리카락에 쌓인 스트레스의 흔적

쌓인 스트레스를 몸무게처럼 잴 수 있을까요? 과거에는 심박수나 혈압, 땀 분비량으로 순간적인 스트레스 상태를 측정할 수 있었어요. 하지만 오랫동안 축적된 스트레스를 측정하는 건 어려웠어요. 그런데 최근 연구에 따르면 우리 머리카락이 스트레스를 기록해 보관하고 있다는 사실이 밝혀졌어요.

우리가 스트레스를 받을 때 '코르티솔'이라는 호르몬이 분비돼요. 코르티솔은 단기적으로 몸에 에너지를 공급하는 역할을 하지만 오랫동안 높은 상태가 유지되면 건강에 악영향을 줄 수 있어요. 그리고 이 호르몬은 혈액뿐만 아니라 머리카락에도 서서히 쌓여요. 머리카락은 한 달에 평균 1센티미터 정도 자라기 때문에 머리카락을 채취해서 분석하면 한 달 단위로 스트레스 레벨을 측정할 수 있어요.

2022년에 아이슬란드와 멕시코의 공동 연구팀은 머리카락 코르티솔 분석을 통해 만성 스트레스의 생물학적 지표를 규명하는 연구를 수행했어요. 이 연구는 사회·경제적 배경이 다른 멕시코인 881명과 아이슬란드인 398명 총 1,279명의 여성을 대상으로 진행되었어요. 연구팀은 참가자들의 머리카락 3센티미터를 채취해 지난 3개월간 누적된 코르티솔 농도를 측정했어요. 그 결과 스트레스를 많이 받은 여성의 머리카락에 코르티솔이 더 많이 들어 있다는 사실을 밝혀냈어요. 또한 멕시코 여성들의 코르티솔 수치가 아이슬란드 여성들보다 높았지만 두 나라 모두 스트레스와 머리카락 속 코르티솔 수치는 비례하는 것으로 나타났어요.

피 검사나 소변 검사는 어떤 한 순간의 스트레스 정도만 알 수 있지만, 머리카락 검사는 장기간 축적된 스트레스를 보여주기 때문에 더욱 정확한 분석이 가능해요. 게다가 머리카락 검사는 피를 뽑을 필요 없이 간단하게 할 수 있어서 최근 의료 분야에서 주목받고 있는 기술 중 하나예요. 또한 스트레스 호르몬이 과도하게 축적된 사람에게 미리 경고를 줘서 정신 건강 치료나 생활 습관 개선을 돕는 방식으로도 활용될 수 있지요. 앞으로도 머리카락을 이용한 스트레스 측정 기술은 건강을 관리하는 데 더욱 중요한 역할을 할 것으로 보입니다.

기술이 가져온 스트레스, 기술로 다루는 방법

SNS를 보다 보면 친구들의 멋진 여행 사진이나 맛있는 음식을 먹는 모습에 자신을 비교하게 될 때가 있죠. 많은 사람들이 이 때문에 소외감과 불안감을 느끼는 포모 증후군을 앓기도 해요. 끊임없이 연결을 강요하는 세상에서 우리는 쉬는 순간에도 뭔가 놓치고 있는 것 같아 긴장을 놓을 수 없게 되죠. 갑자기 울리는 스마트폰 알림 때문에 집중이 흐트러진 경험을 한 번쯤 해봤을 거예요. 스마트폰은 우리를 계속해서 자극하고 쉬지 못하게 만들지요. 하지만 다행히도 기술 발전이 스트레스를 키우는 동시에 해결책도 함께 제공하고 있어요.

스마트워치나 앱을 이용해 심박수를 체크하고 스트레스 지수를 분석할 수 있어요. 명상이나 호흡 운동을 돕는 '디지털 치료제(DTx, Digital Therapeutics)' 앱도 점점 발전하고 있지요. AI 기반의 맞춤형 스트레스 관리 프로그램도 연구되고 있으며, 뇌파 측정을 활용해 실시간으로 스트레스 상태를 분석하는 기술도 개발 중이에요.

의료 분야에서는 웨어러블 기기를 통해 심박수와 혈압, 수면 패턴을 실시간으로 모니터링하면서 스트레스를 감지하고 경고하는 시스템이 점점 발전하고 있어요. 예를 들어 심박수가 갑자기 높아지면 스마트워치가 '지금 심호흡을 해 보세요'라고 알려주고, 간단한 명상이나 이완 운동을 권유하는 방식이에요. 기술이 스트레스를 유발하는 동시에 이를 해결할 수 있는 방법을 제공한다는 점에서, 우리는 '어떻게 하면 기술을 적절히 활용할 수 있을까?' 하고 고민을 해야 하죠.

스트레스를 완전히 없앨 수는 없어요. 하지만 스트레스를 어떻게 다루느냐에 따라 삶의 질은 크게 달라질 수 있어요. 먼저, '마음챙김(mindfulness)' 명상을 실천해 보는 건 어떨까요? 모든 걸 잠시 내려놓고 앉아서, 숨을 깊게 들이쉬고 내쉬면서, 현재의 내 감정과 몸 상태에 집중해 보는 것도 도움이 돼요. 가벼운 운동을 하거나 산책을 해도 기분이 나아져요. 자연 속에서 흙을 밟으며 걷는 것만으로도 스트레스 호르몬이 줄어든다는 연구 결과도 있어요. 충분한 수면을 취하고, 너무 많은 일을 한 번에 하려 하지 말고, 작은 목표부터 차근차근 해결해 보면 어떨까요? 우리가 어떻게 관리하느냐에 따라 몸과 마음을 더 건강하게 유지할 수 있어요.

또, 하루 중 일정 시간 동안 스마트폰도 멈추고 컴퓨터도 멈추는 디지털 디톡스(Digital Detox)를 해 보는 것도 좋은 방법이에요. 처음엔 불편할 수 있지만, 점점 익숙해지면 머릿속이 훨씬 가벼워지는 걸 느낄 수 있을 거예요. 만약 스트레스가 너무 심해져서 일상생활이 어려울 정도라면, 전문가의 도움을 받아보는 것도 중요해요. 스트레스가 심해지면 혼자 해결하려 하기보다는 도움을 요청하는 것이 훨씬 효과적일 수 있어요.

우리는 머리카락을 단순히 스타일링을 위한 것으로 생각하지만, 사실 그 안에는 지난 몇 달 사이의 몸 상태와 감정이 고스란히 기록되어 있어요. 스트레스는 우리 삶의 일부일지도 몰라요. 하지만 머리카락이 들려 주는 건강을 돌보라는 작은 신호를 놓치지 않고 내 몸과 마음을 돌보려는 노력을 기울인다면, 건강하고 균형 잡힌 삶을 유지할 수 있을 거예요. 여러분은 어떤 방법으로 스트레스를 해소하고 있나요?

함께 생각해요!

- 스마트폰과 SNS가 왜 현대인들에게 스트레스를 불러오는 걸까요?
- 디지털 디톡스나 명상 같은 여러 방법 중에 여러분이 선택하고 싶은 스트레스 해소 방법이 있나요?
- '스트레스는 오히려 동기 부여가 된다'고 말하는 사람도 있는데, '좋은 스트레스'와 '나쁜 스트레스'는 어떻게 구분할 수 있을까요?

비행기를 탄 바이러스

날개 달린 의료 천사, 드론

지구 반대편 뉴욕에서 비행기를 타고 인천공항까지 오는 데 걸리는 시간은 약 14시간 30분. 1만 1,000킬로미터 정도 되는 거리를 날아오는 것이니 엄청난 속도죠. 덩치가 큰 비행기가 하늘로 떠오를 때면 아직도 신기하게 느껴져요. 교통의 발달로 우리는 빠르고 안전하게 원하는 곳을 오갈 수 있어요.

의료 분야에서도 교통의 발달은 큰 변화를 가져왔어요. 과거에는 시골 마을에서 도시에 있는 병원까지 가는 데 하루 종일 걸렸지만, 이제는 자동차나 기차를 이용해 짧은 시간 안에 도착할 수 있죠. 응급 환자를 이송하는 구급차와 의료 헬리콥터는 '골든 타임'을 지키는 데 중요한 역할을 해요. 특히 장기 이식 수술에서는 짧은 시간이 생사를 가를 수 있기 때문에 비행기나 헬리콥터를 이용한 빠른 운반이 필수적이에요.

뿐만 아니라 백신과 의료 물품도 빠르게 전달할 수 있게 되었

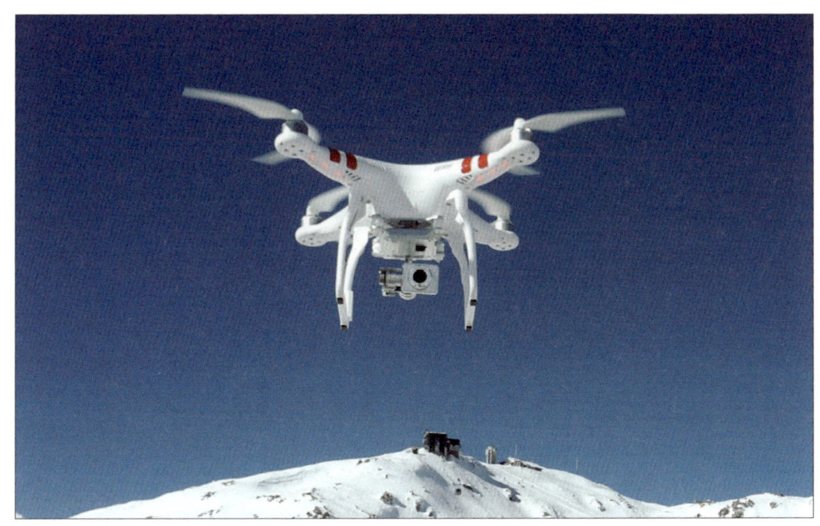

대중적인 일반용 드론 모습.

어요. 재난 지역에서는 드론을 활용해 긴급 의약품을 공급하기도
해요. 의료 관광도 활발해져 전 세계 환자들이 더 나은 치료를 받
기 위해 국경을 넘고 있어요. 이렇게 교통의 발달은 의료 접근성을
높이고 더 많은 생명을 구하는 역할을 하고 있어요.

집라인(Zipline)은 미국 캘리포니아주 사우스 샌프란시스코에 본
사를 둔 드론 기업이에요. 산악 지대나 오지 같은 접근이 어려운
지역에 필수 의료 물품을 신속하게 전달하는 일을 하고 있어요.
2016년부터 아프리카 르완다에서 응급 환자를 위해 혈액을 비롯

한 의료 물품을 드론으로 공급하고 있는데, 하루에 500건 이상의 의료 물품 배송을 한다고 해요.

일본 나가사키현 고토시에서도 드론으로 의약품을 배송하는 서비스를 운영하고 있어요. 고토시는 많은 섬으로 이루어져 있고 주민들 대부분이 고령화되어 일부 지역은 의료 접근성이 낮아요. 가로 세로 3미터에 스티로폼 몸체를 지닌 드론은 비행기나 배가 뜨지 못하는 날씨에도 운항을 할 수 있어요. 세찬 비와 바람을 뚫고 고토 열도 전체를 오가며 의약품을 비롯한 생필품을 나를 수 있지요.

우리나라에서도 여수시가 섬 지역에 필요한 생필품이나 긴급 의약품을 드론을 이용해 배송하는 서비스를 시범 운행했어요. 여수 지역 열 개 섬 주민들이 5킬로그램 이하의 생필품이나 의약품을 주문하면 드론이 이를 배송하고 도착 알림 메시지를 전송하지요. 그러면 이용 주민이 지정된 배달 지점에서 물품을 수령하게 돼요. 앞으로 다른 지역에도 이런 서비스가 확대되고 더욱 개선되기를 바랍니다.

교통이 질병 확산을 돕는다고?

비행기를 타고 몇 시간 만에 대륙을 넘나들 수 있는 시대가 되면서 전염병도 그만큼 빠르게 퍼질 수 있는 환경이 조성되었어요. 2020년 코로나19가 단 몇 달 만에 전 세계로 퍼졌던 것도 지구 어디든 24시간 안에 갈 수 있는 항공 여행이 활발했기 때문이에요. 비행기, 배, 기차 등 교통수단은 세균과 바이러스까지 함께 이동하는 매개체가 될 수 있어요. 비행기나 선박에 탑승한 승객과 함께 감염병이 퍼질 수 있고, 항공기 화물칸에 숨어든 모기나 쥐 같은 동물들도 질병을 퍼뜨릴 수 있어요. 실제로 아프리카에서 발생한 말라리아나 뎅기열 같은 질병이 해외로 퍼진 사례도 있어요.

이런 위험은 단순한 전염병 문제를 넘어 전 세계 보건 시스템에 영향을 미칠 수 있어요. 한 나라에서만 발생하던 질병이 빠르게 퍼지면, 각국이 동시에 대응해야 하는 '팬데믹(세계적 유행병)' 상황이 벌어질 수도 있죠. 따라서 우리는 교통 기술의 발전이 가져온 혜택을 누리면서도 질병 확산을 막기 위한 대비책을 철저히 마련해야 합니다.

2014년 미국에 유입되어 빠르게 퍼진 에볼라 바이러스 사태는 교통이 전염병 확산에 어떤 영향을 미칠 수 있는지를 보여주는 대

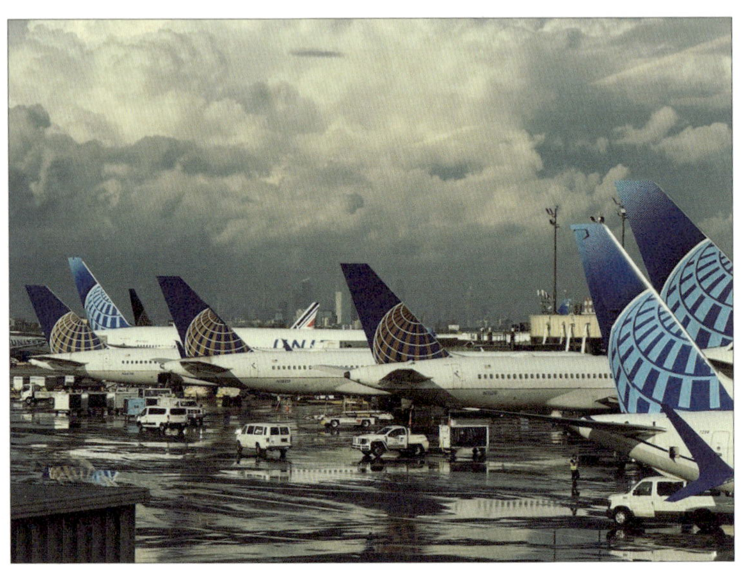

미국 뉴어크 리버티 국제 공항에서 출발을 앞두고 있는 비행기들의 모습.

표적인 사례예요. 에볼라는 원래 서아프리카에서 발생했지만, 한 환자가 국제 항공편을 이용해 미국에 입국하면서 바이러스가 퍼졌어요. 결국 미국에서 11건의 감염 사례가 보고되었고, 전국적으로 공포가 확산되었죠.

이 사례는 교통이 질병 확산을 촉진할 수도 있지만, 반대로 방역과 의료 대응을 돕는 역할도 할 수 있다는 점을 보여줍니다. 당시 의료진과 연구자들은 신속하게 감염자를 격리하고 치료하기 위해 특수 항공기를 이용해 환자를 이송하며 전파를 막았어요. 이처럼 교통과 의료 시스템이 유기적으로 결합한다면 감염병 확산을 효과적으로 차단할 수 있다는 사실을 알 수 있어요.

교통과 방역 사이 균형 잡기

코로나19 팬데믹 당시 한국을 포함한 많은 나라들은 바이러스 확산을 막기 위해 철저한 방역 조치를 했어요. 특히 해외에서 들어오는 사람들을 대상으로 입국 전부터 복잡한 절차가 기다리고 있었죠.

2020년 초에 한국에 입국하려면 코로나19 검사에서 '음성' 판정을 받은 확인서를 제출해야 했고, 비행기 안에서도 마스크 착용이 필수였어요. 그러나 기내식을 먹을 때는 마스크를 벗어야 하는 아이러니한 상황도 있었죠. 긴 비행 시간 내내 굶을 수도 없기에 조금 이상하지만 어쩔 수 없는 상황이었어요. 입국하기 전에 건강 상태를 기록한 노란색 서류를 제출하고, 공항에서는 열 감지 카메라를 통해 발열 여부를 확인했어요. 체온이 높으면 바로 검사 대상이 되는 만큼, 평소 몸에 열이 많은 사람은 괜히 긴장하게 되었죠. 이 모든 건 혹시라도 해외에서 유입될 수 있는 바이러스를 미리 차단하기 위한 조치였어요.

입국한 뒤에도 방역 조치는 계속됐어요. 공항에서 숙소까지 대중교통이 아닌 택시로 이동해야 했고, 도착 다음 날엔 코로나19 검사를 다시 받아야 했어요. 그리고 지정된 숙소에서 무려 14일 동안 자가 격리를 해야 했죠. 2주 뒤에 또 코로나19 검사를 하고 '음성'이 나와야만 비로소 숙소 밖으로 나올 수 있었어요. 이런 철저한 방역 덕분에 한국은 코로나19 초기에 큰 피해를 막을 수 있었어요.

교통이 발달하면서 이동은 더 빨라지고 편리해졌는데, 감염병을 막기 위해선 이동을 제한해야 해요. 이처럼 교통과 방역은 때로 서로 충돌하기도 해요. 결국 중요한 건 이 둘 사이에서 균형을 어떻게 잡느냐예요. 그렇다면 우리는 교통의 편리함을 누리면서도 질병 확산을 막기 위해 어떤 노력을 해야 할까요?

먼저, 해외에서 병이 들어오는 것을 막기 위해선 공항과 항만에서의 검역이 아주 중요해요. 입국하는 승객들의 건강 상태를 철저히 확인하고 발열이나 의심 증상이 있는 경우 신속하게 격리하는 시스템이 필요해요. 요즘은 종이 대신 디지털 건강 신고서를 사용하거나, AI 열 감지 카메라로 체온을 자동으로 체크하는 기술도

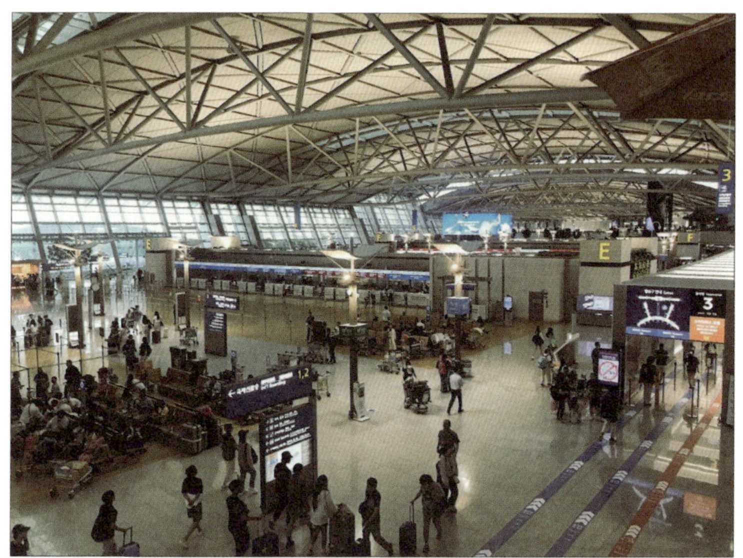

인천 공항의 내부 모습.

쓰이고 있어요. 이런 시스템이 잘 작동하면, 감염병이 지역 사회로 퍼지는 걸 미리 막을 수 있어요.

또 우리가 타고 다니는 비행기나 기차, 버스, 배 같은 교통수단의 위생 관리를 철저히 해야 돼요. 정기적으로 소독하고, 공기 중 바이러스까지 걸러낼 수 있는 공기 정화 시스템도 필요해요. 해외에서 들어오는 화물이나 동물의 이동 경로도 면밀히 살펴야 해요. 실제로 몇몇 바이러스는 동물과의 접촉을 통해 전파되었기 때문에 주의 깊은 관리가 필요하지요.

그뿐만 아니라, 교통 기술을 의료와 연결해서 더 적극적으로 활용하는 방법도 있어요. 응급 환자를 빠르게 이송할 수 있는 의료 헬리콥터가 있다면, 갑작스러운 사고나 재난 상황에서도 생명을 살릴 수 있겠죠. 또 감염 위험이 높은 지역에 백신이나 의약품을 신속하게 배송할 수 있는 의료용 드론이 있다면, 병이 더 퍼지기 전에 대응할 수 있어요.

요즘은 공항이나 기차역에서 건강 상태를 자동으로 체크해 주는 스마트 시스템도 점점 늘어나고 있어요. 이렇게 교통 인프라와 의료 시스템이 잘 연결되면, 감염병이 퍼지는 걸 효과적으로 막으면서도 자유롭게 이동할 수 있어요. 생각해 보면, 교통이 이동 수단뿐 아니라 의료 서비스의 일부가 된다면, 앞으로는 훨씬 더 많은 생명을 지킬 수 있을 거예요.

그리고 무엇보다 중요한 건 바로 우리 자신이에요. 아무리 좋은 시스템이 있어도 결국 중요한 건 한 사람 한 사람의 노력이에요. 해외 여행을 다녀와 발열이나 기침 같은 증상이 있다면, '좀 쉬면 괜찮겠지' 하고 넘기지 말고 바로 검사를 받고, 야생 동물과의 불필요한 접촉을 피하고, 마스크 쓰기, 손 씻기 같은 기본적인 감염 예방 수칙을 지키는 등 각자가 노력하면 전염병 확산을 막는 데 큰 도움이 될 수 있어요.

교통의 발달은 분명히 우리의 삶을 편리하게 만들고 의료 분야에도 놀라운 변화를 가져왔어요. 하지만 그만큼 감염병이 퍼질 수 있는 속도도 빨라졌다는 점을 잊으면 안 되겠죠? 결국 중요한 것은 이 빠른 세상 속에서 우리가 어떻게 준비하고, 어떻게 지혜롭게 행동하느냐예요. 여러분도 한번 상상해 보세요. 미래의 교통 기술이 더 안전하고 효과적으로 AI, 빅데이터, 의료 서비스와 연결된다면, 우리는 질병 확산을 막으면서도 전 세계를 더 빠르고 건강하게 이동할 수 있는 시대를 만들 수 있을 거예요.

함께 생각해요!

- 오늘날 전염병이 전 세계적으로 퍼지기 쉬워진 이유는 무엇일까요?
- 교통 기술이 의료 분야에 가져온 가장 큰 변화는 무엇일까요?

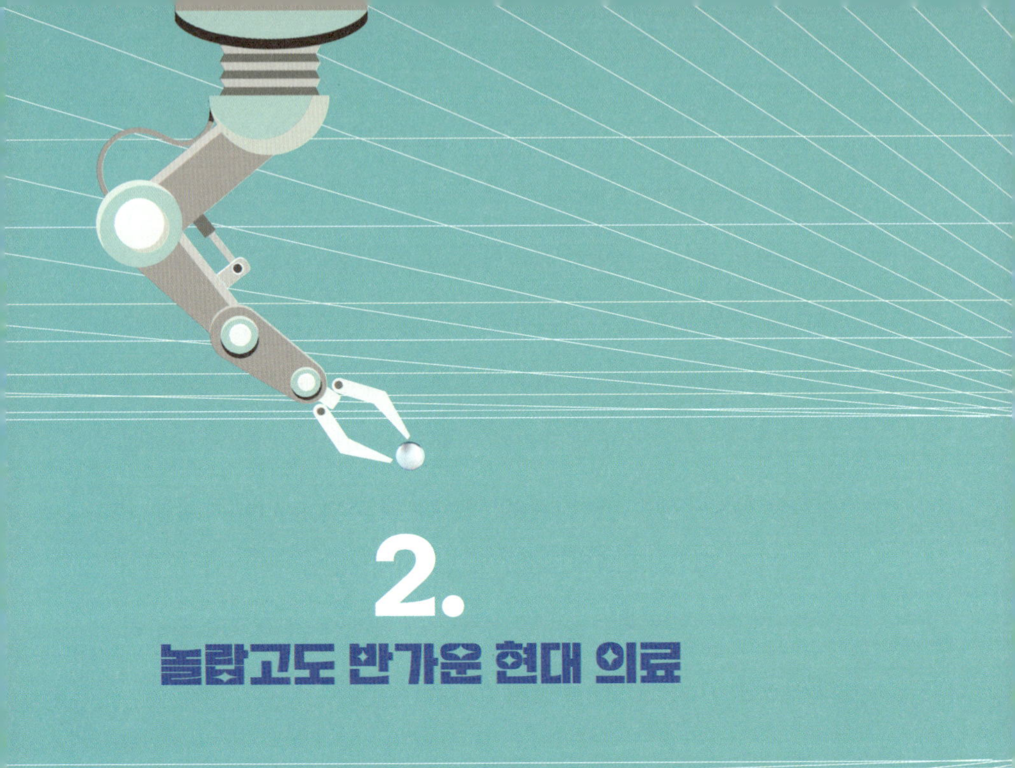

2.
놀랍고도 반가운 현대 의료

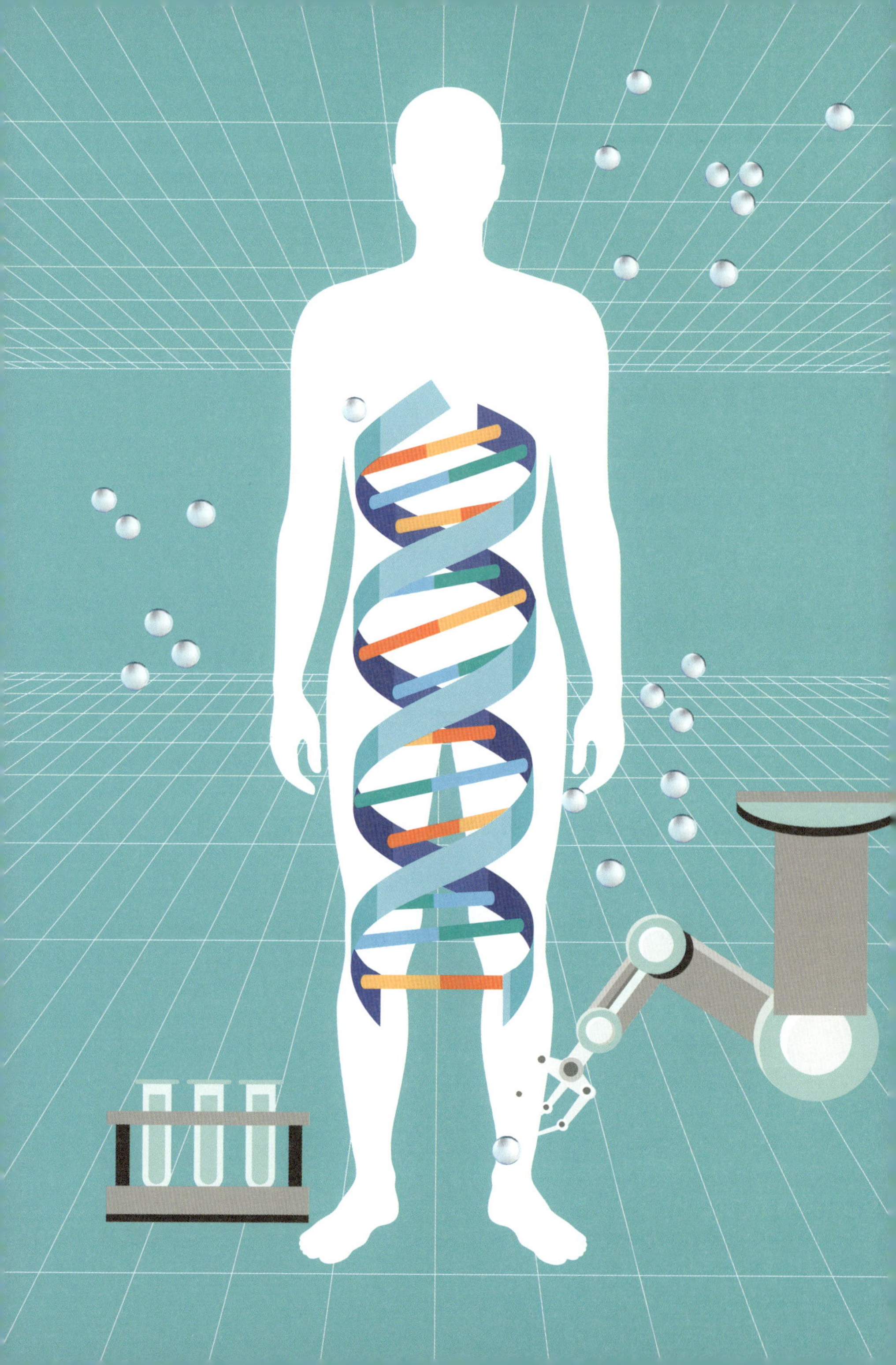

환자 중심 치료와 정밀 의료, 내게 딱 맞는 맞춤 치료

내 삶 전체를 돌보는 진료

철수는 천식을 앓고 있는 10대 청소년이에요. 이전에는 병원에 가면 증상을 확인하고 약을 처방받는 게 전부였지만, 요즘 철수가 다니는 병원은 조금 달라요. 이 병원은 환자의 증상뿐만 아니라 생활 전반까지 살피는 새로운 방식의 진료를 하고 있어요. 접수대에서부터 '요즘 숨 쉬기는 괜찮아요?', '스트레스 받는 일은 없었나요?' 하고 친절하게 물어봐요. 어디가 어떻게 아파서 왔는지부터 생활 습관, 식단, 수면 패턴, 스트레스, 가정 환경 같은 여러 요소까지 종합적으로 살펴보죠. 필요할 경우 의사, 간호사, 영양사, 사회복지사 같은 다양한 전문가들이 협력해 철수에게 맞는 치료 계획을 세우기도 해요. 병원을 떠난 뒤에도 원격 모니터링이나 전화 상담을 통해 철수의 상태를 지속적으로 관리하며 천식 발작 같은 응급 상황에 빠르게 대처할 수 있도록 도울 준비가 되어 있죠. 덕

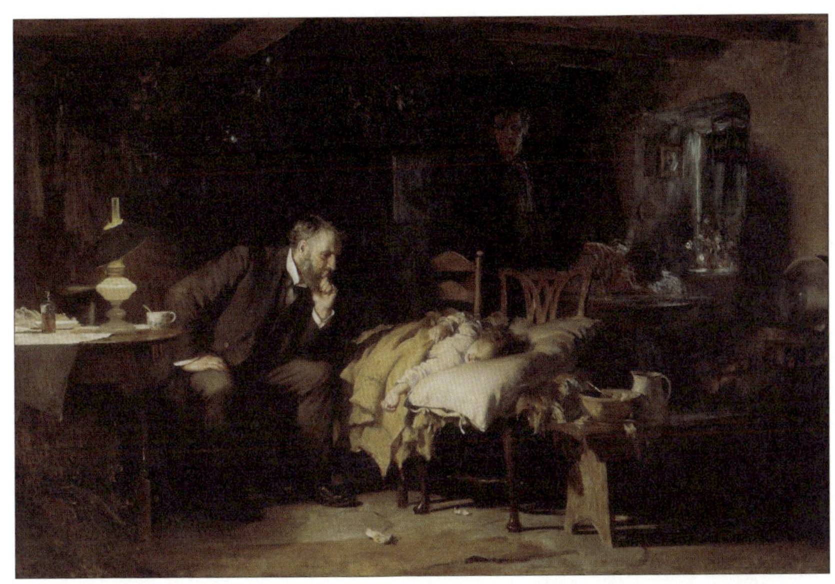

루크 필데스가 그린 19세기 의사의 모습(1891년). 지금의 의료는 증상 치료뿐 아니라 환자를 종합적으로 돌보는 방식으로 바뀌고 있다.

분에 철수는 천식 증상이 예전보다 훨씬 줄어들고 학교 생활도 더 편해졌어요.

이처럼 단순히 증상을 치료하는 것뿐만 아니라, 환자의 삶 전체를 이해하고 종합적으로 돌보는 의료 방식을 '환자 중심 진료(PCMH, Patient-Centered Medical Home)'라고 해요. 특히 어린이나 어르신처럼 스스로 건강을 관리하기 어려운 사람들에게는 큰 도움이 되죠.

　이러한 방식은 단순히 의사와 환자의 관계를 넘어서, 가족과 지역 사회까지도 포함하는 포괄적인 관리 체계를 만들어 갑니다. 예를 들어 철수가 천식 때문에 힘들어할 때, 학교 보건실과 협력해 응급 대처 방법을 마련하거나 영양사 선생님이 식습관을 개선할 수 있도록 돕는 거죠. 이렇게 다양한 전문가와 기관이 힘을 합치면, 철수는 병원 밖에서도 지속적인 건강 관리를 받을 수 있고 학교에서도 걱정 없이 생활할 수 있어요.

내게 딱 맞는 맞춤 치료

10대 청소년 영희는 희귀 유전 질환 때문에 오랜 시간 힘든 나날을 보냈어요. 할 수 있는 모든 치료법을 써 봤지만 효과를 보이지 않아 '더 이상 방법이 없다'는 말까지 들었는데요. 하지만 이제는 '정밀 의료(Precision Medicine)'가 도입되면서 상황이 완전히 달라졌어요. 먼저 병원에서는 영희의 유전자 검사를 진행했어요. 그리고 빅데이터를 활용해 영희에게 가장 잘 맞는 약물이 무엇인지 분석해 맞춤형 치료를 할 수 있었죠. 놀랍게도 영희의 증상은 빠르게 좋아졌고, '이 병원은 정말 나를 잘 아는 것 같아요'라며 치료에 대한 두려움도 한층 줄었다고 말했어요.

정밀 의료는 유전 정보를 바탕으로 환자에게 '딱 맞는 치료법'을 찾는 의료 방식이에요. 모든 환자에게 동일한 치료법을 적용하던 기존의 방식과 달리, 개개인의 특성과 건강 데이터를 분석해 최적화된 치료를 제공하기 때문에 희귀 질환이나 만성 질환을 가진 사람들에게 큰 희망이 되고 있지요. 효과는 높이고 부작용은 줄일 수 있는, 진짜 나만을 위한 치료법이라고 할 수 있어요.

이뿐만 아니라, 정밀 의료는 질병을 예방하는 역할도 수행해요. 유전 정보를 미리 분석해 특정 질병에 대한 위험도를 예측하고, 이를 바탕으로 예방책을 미리 마련할 수 있죠. 예를 들어 심혈관 질환 가족력이 있는데 이것이 유전자 검사에서 확인되면, 생활 습관을 적절하게 바꾸고 약물 치료를 해서 질병 발생을 낮출 수 있어요.

찍고 바로 만드는 치아, 디지털 치과

10대 청소년 민수는 얼마 전 놀다가 앞니를 다쳤어요. 예전 같았으면 치과에서 본을 뜨고 임시 치아를 끼운 뒤 며칠을 기다려야 했겠지만, 민수가 찾은 치과는 달랐어요. 입안에 작은 카메라를 넣고 몇 초 스캔하자 민수의 치아 모양이 컴퓨터 화면에 3D로 나타났어요. 치과에서는 이 데이터를 바탕으로 3D 프린터를 이용해 민수의 치아와 딱 맞는 보철물을 바로 만들어냈죠. 민수는 병원에 오래 머무르지 않고도 새 치아를 빠르게 받을 수 있었고, 치료 과정도 훨씬 편안했어요.

이처럼 구강 구조를 디지털로 촬영해 진단하고, 3D 프린터로 인공 치아를 제작하는 기술을 '디지털 치의학(Digital Dentistry)'이라고 불러요. 이 기술은 정확도가 높고 치료 속도도 빨라서, 시간이 부족하거나 두려움이 많은 어린 환자들에게 정말 유용한 기술이에요.

더 놀라운 소식도 있어요. 최근 일본의 한 연구팀은 치아가 다시 자라도록 하는 치료제를 동물 시험에서 성공했고, 사람을 대상으로 한 임상 시험도 진행 중이라고 해요. 영국에서는 실험실에서 만든 인간 치아를 턱뼈에 이식하는 연구도 하고 있답니다. 예전엔 상상조차 어려웠던 일들이 이제는 실제로 가능해지고 있는 거죠.

물론 이런 기술들이 널리 사용되기까지는 시간이 필요해요. 비용 문제도 있고 병원 시스템도 준비가 필요하죠. 하지만 기술은 계속 발전하고 있고, 앞으로의 치과 치료는 더 정밀하고 빠르며 나에게 꼭 맞는 맞춤 치료로 바뀌어 갈 거예요.

디지털 기술과 재생의학의 발전은 치과 진료뿐 아니라, 전체 의료의 흐름을 바꾸고 있어요. 정밀 의료와 만나면 더욱 강력한 변화를 만들어 낼 것입니다.

환자 중심 진료와 정밀 의료, 그리고 디지털 기술의 만남

환자 중심 진료는 환자 개인의 선호와 가치, 삶의 질을 중요하게 생각하며 진료를 제공하는 의료 방식이에요. 단순히 병만 치료하는 것이 아니라, 환자의 삶을 이해하고 지원하는 데 초점을 맞추는 것이지요. 의료진은 환자와 함께 의사 결정을 내리며, 환자가 진료 과정의 주체가 되도록 돕습니다.

정밀 의료는 환자 개개인의 유전적 특성과 건강 데이터를 분석해 최적의 치료법을 제공하는 방식이에요. 같은 병이라도 사람마다 유전적 특성과 생활 환경이 다르기 때문에, 맞춤형 치료는 더 효과적이고 안전해요. 약물 오남용이나 불필요한 치료도 줄일 수 있어요.

이 두 가지 방식이 만나면 의료 서비스는 훨씬 더 세심하고 효과적으로 변화할 거예요. 환자 중심 진료가 '환자의 삶을 깊이 이해하는 방식'이라면, 정밀 의료는 '과학적인 분석을 통해 맞춤 치료를 제공하는 방식'이기 때문이죠. 예를 들어, 천식을 앓고 있는 철수는 유전자 검사를 통해 가장 효과적인 약물을 처방받을 수 있어요. 희귀 질환을 가진 영희 또한 정밀 의료와 환자 중심 진료를 함께 활용하면 더욱 효과적인 치료를 받을 수 있죠. 여기에 디지털 기술이 더해지면 의료는 한층 더 빠르고 정밀하게 바뀌어요. 디지털 기술은 진단과 치료의 정확도를 높여줄 뿐만 아니라, 환자 개인에게 맞는 최적의 의료 서비스를 가능하게 해 주죠.

물론, 정밀 의료와 디지털 기술이 모두에게 보편적으로 적용되려면 해결해야 할 과제가 있어요. 유전자 검사와 맞춤형 치료는 비용이 높아 경제적 여건이 어려운 환자들에게는 여전히 부담이 될 수 있죠. 의료비 부담을 줄이고 사회적 지원을 넓히는 제도적인 뒷받침이 필요해요. 또한, 민감한 유전자 정보를 안전하게 보호하는 일도 중요해요. 정보가 유출되거나 잘못 사용되면 환자에게 큰 피해를 줄 수 있기 때문에, 철저한 관리와 윤리적인 보호 체계를 마련해야 합니다.

하지만 분명한 것은 환자 중심 진료와 정밀 의료, 디지털 기술이 함께 발전하면 의료는 단순히 치료를 넘어서 예방과 삶의 질까지 책임지는 방향으로 나아가게 될 거예요. 또 모든 환자가 자신에게 맞는 최상의 의료 혜택을 누릴 수 있는 미래가 열릴 것입니다.

함께 생각해요!

- 정밀 의료가 희귀 질환 환자들에게 어떤 희망을 줄 수 있을까요?
- 여러분은 병원에서 어떤 소통이 가장 필요하다고 생각하나요?
- 환자 중심 진료와 정밀 의료가 결합되면 어떤 변화가 일어날까요?

인공지능, 바짝 다가온 건강 파트너

개와 인공지능이 의사가 된다면?

"멍멍! 이 환자, 조심해야 해요!"

만약 개가 말을 할 수 있다면, 병원에서 이렇게 외칠지도 모릅니다. 요즘 과학자들은 정말로 개의 코를 이용해 암을 조기에 진단하는 연구를 하고 있어요. 우스갯소리로 들릴 수 있지만 생각보다 진지한 과학이랍니다.

개는 사람보다 후각이 수천 배나 뛰어나요. 훈련된 탐지견들은 공항에서 마약이나 폭발물을 찾아내기도 하죠. 그런데 이 놀라운 후각 능력이 의료 분야에서도 빛을 발하기 시작했어요. 실제로 어떤 개들은 사람의 숨결이나 땀, 소변에서 나는 아주 미세한 화학 물질의 냄새를 맡고 폐암이나 유방암, 전립선암, 대장암 같은 병을 구별해낼 수 있다고 해요.

최근 영국의 한 연구팀은 골든 리트리버와 래브라도 리트리버 두 마리를 훈련시켜 파킨슨병 환자의 몸에서 나는 냄새를 구별하

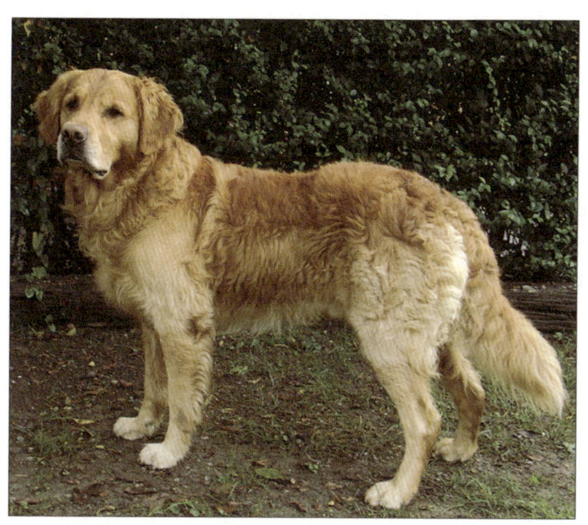

골든 리트리버.

는 실험을 했어요. 놀랍게도 이 개들은 파킨슨 병이 있는 사람을 70~80퍼센트 확률로 알아맞혔고, 질병이 없는 사람을 98퍼센트 정확도로 찾아냈어요. 의료 탐지견들은 폐암 환자를 숨결로 구분해 내기도 하고, 심지어 스트레스를 많이 받은 사람의 땀 냄새도 감지하죠. 개가 냄새만으로 질병을 알아챈다는 게 정말 신기하죠?

물론 병원에서 개가 진료실을 돌아다니며 환자를 돌보는 모습은 아직 상상하기 어려운 일이에요. 하지만 과학자들은 개의 뛰어난 후각을 모방한 인공지능(AI) 후각 센서를 개발하고 있어서, 머지않아 이 기술이 스마트폰이나 건강 관리 기기에 들어가 우리 일상 속에서도 질병을 조기에 알아채는 데 도움을 줄지도 몰라요.

내 목소리가 건강 상태를 말해 준다고?

혹시 내 목소리가 몸 상태를 알려줄 수 있다는 사실, 들어본 적 있나요? 요즘은 사람의 목소리를 듣고 질병을 알아내는 기술이 빠르게 발전하고 있어요. 정말 신기하죠?

메해리 의과대학에도 이와 관련된 흥미로운 연구를 하고 계신 교수님이 있어요. 데이터사이언스학과의 이 교수님은 사람의 목소리를 분석해서 다양한 질병을 진단하는 연구를 하고 있어요.

그런데 어떻게 목소리로 병을 알아낼 수 있을까요? 목소리는 단순한 소리가 아니에요. 우리 몸의 상태, 특히 호흡과 신경, 감정, 심장 박동 같은 요소들이 모두 섞여서 만들어지죠. 그래서 어떤 병은 목소리에 작은 흔적을 남기기도 해요. 예를 들어, 파킨슨병 환자는 목소리가 떨리고 말의 속도가 느려지는 경향이 있어요. 우울증이나 불안 장애가 있는 사람은 목소리의 억양이나 템포에 차이가 생기기도 해요. 이런 특징들을 AI가 수천 개, 수만 개의 음성을 분석해 패턴을 찾아내는 거예요.

이 기술이 완성되면, 단지 스마트폰에 대고 말을 하는 것만으로도 몸 상태를 확인할 수 있게 될 거예요. 감기처럼 흔한 질병부터 만성 질환까지 조기에 파악할 수 있으니, 병원에 가지 않고도 스스로 건강을 쉽게 관리할 수 있겠죠?

개는 냄새로, 사람은 목소리로, AI는 데이터를 통해 우리 몸이 보내는 작은 신호를 읽어 내고 있어요. 언젠가는 우리가 쓰는 스마트워치나 휴대폰이 먼저 '조심하세요'라고 알려주는 시대가 올지도 몰라요. 자연의 능력과 기술이 만나는 지금, 그 시작은 아주 작은 관찰과 관심에서 시작될 수 있어요.

일상 속 새로운 도우미

요즘 AI가 게임, 음악 추천, 숙제 도우미까지 우리 일상 곳곳에서 활약하고 있어요. 그런데 이제는 병원 밖에서도 AI가 건강을 챙겨주는 도우미 역할을 해요. 특히 챗지피티(ChatGPT)와 같은 AI 기술은 단순히 질문에 답하는 걸 넘어, 우리가 약이나 질병에 대해 더 잘 이해하도록 도와주는 역할도 하고 있어요.

얼마 전, 약국에서 받아 온 약을 어떻게 복용해야 하는지 헷갈린 적이 있었어요. 더불어 약의 성분도 알고 싶었어요. 그래서 약

봉투를 사진으로 찍어 올리고 AI에게 '이 약이 어떤 성분이고 어떻게 복용해야 할까?'하고 물어봤더니 AI가 정말 쉽고 친절하게 설명해 줬어요. 한번은 수술을 한 뒤 회복 중이었는데 몸에서 이상한 반응이 나타나서 정상적인 반응인지, 걱정할 만한 부작용인지 궁금했어요. 챗지피티가 이에 대한 모든 답변을 해 주었고, 저는 불안한 마음을 진정할 수 있었지요. 덕분에 병원 정기 검진을 가기 전에 미리 내 몸 상태를 이해하고 의사에게 꼭 물어볼 질문도 준비할 수 있었어요. 실제로 병원에서 의사와 상담하는 시간이 짧은 경우가 많아서, 궁금한 것들을 미리 정리해 두면 훨씬 유익한 진료를 받을 수 있거든요.

이처럼 AI는 단순한 정보 제공을 넘어서 환자가 자신의 건강을 보다 쉽게 이해하고 관리할 수 있도록 돕는 역할을 하고 있어요. 스마트폰 앱과 연동된 건강 모니터링 시스템은 심박수, 혈압, 혈당 수치 등을 자동으로 기록해 주고, 이상 수치가 감지되면 바로 알려 주죠. 이런 기능 덕분에 질병을 미리 발견하고, 병원에 가기 전에 내 몸 상태를 정리해 보는 것도 가능해졌어요. 하지만 AI가 아무리 똑똑해도 어디까지나 보조하는 역할을 할 뿐입니다. 최종적인 진단과 치료는 반드시 의료 전문가와 상의해야 한다는 점을 잊지 말아야 해요.

인공지능이 바꾸는 의료 환경

AI는 의료 분야에서 여러 혁신적인 역할을 하고 있어요. 먼저, 의료 영상 분석에서 AI는 '숨은 그림 찾기 달인'처럼 엑스(x)선이나 자기공명영상(MRI)를 분석하여 사람이 놓칠 수 있는 미세한 이상 부위를 정확히 찾아내요. 초기 암이나 폐 결절을 발견하는 데 있어서 진단의 정확도를 크게 높여주며, 의사들이 더 중요한 의사결정에 집중할 수 있도록 돕는 것이죠.

예를 들어 AI 시스템은 폐 결절을 감지하는 작업에서 94퍼센트라는 높은 진단 정확도를 기록했는데, 이는 같은 작업에서 65퍼센트의 정확도를 보인 방사선과 의사들을 크게 앞서는 성과예요. 유방암 검진에서도 AI 보조 시스템은 거짓 양성(양성이 아닌데 잘못 진단함)을 30퍼센트 줄이면서도 암 감지 능력은 그대로 유지하여 진단의 정밀도를 높였어요. 의사와 AI가 협업하면 진단은 더 빠르고 정확해질 뿐 아니라 환자들에게 더 나은 치료 기회를 제공해요.

또한 AI는 개인 맞춤형 건강 관리도 잘해요. 사람마다 유전적 특성과 생활 습관이 다르기 때문에 AI는 개인의 건강 데이터를 분석해 알레르기 환자에게 적합한 식단을 추천하거나 체질에 맞는 운동법을 알려 주기도 해요. 정보를 제공하는 역할에 그치지 않고 24시간 내내 환자의 상태를 모니터링하고 건강 코치 역할까지 하는 거예요. 이렇게 AI는 앞으로 우리가 병원에 가기 전에 스스로 질병을 예방하고 건강을 관리하는 데 실질적인 도움을 주고 있어요.

새로운 약을 개발하는 데는 평균 10~12년이나 걸려요. 막대한 연구 비용과 시간이 소요되는데, 신약 후보 물질 탐색부터 임상 시험까지 복잡한 단계를 거쳐야 하기 때문이죠. 그런데 AI의 도입으로 이러한 과정이 획기적으로 줄어들고 있어요. AI는 방대한 화합물 데이터를 빠르게 분석해 치료 효과가 높은 물질을 찾아내고, 실험 결과도 미리 예측할 수 있어요. 신약 개발에 소요되는 시간과 비용을 줄이고 성공률도 높일 수 있는 것이죠. 특히 희귀병처럼 연구가 부족한 분야에서는 AI가 유전자 정보나 임상 기록을 분석해 기존 약 중에서 새로운 치료법으로 쓸 수 있는 걸 찾아내기도 해요. 이 덕분에 약 개발 속도도 빨라지고, 필요한 사람들이 제때 약을 받을 수 있는 거예요.

그리고 스마트워치 같은 웨어러블 기기에도 AI가 들어가 있어서, 이제는 '24시간 건강 지킴이'가 되어 주고 있어요. 심박수와 수면 패턴, 호흡 변화 같은 데이터를 실시간으로 분석하고, 이상 신호를 감지하면 알림으로 알려 줘 위기 상황에 빠르게 대처할 수 있어요. 특히 고혈압이나 당뇨병 같은 만성 질환이 있는 사람에게는 정말 큰 도움이 되죠. 평소에도 식단을 잘 챙기고 운동 습관을 기르도록 도와줘서 건강을 계속 유지할 수 있어요. 이처럼 의료 AI는 치료 도구를 넘어서 예방 중심의 의료로 전환하는 데 중요한 역할을 합니다.

노벨상이 인정한 인공지능

2024년 노벨상 수상 소식이 전해졌을 때, 많은 사람들이 깜짝 놀랐어요. 왜냐하면 화학상과 물리학상 모두 AI 기술을 활용한 연구에 주어졌기 때문이에요. AI가 과학의 주인공이 된 거죠. 더 놀라운 건, 이 두 AI 기술이 모두 의료 기술과 관련이 있다는 사실이에요.

먼저 노벨 화학상은 구글 딥마인드의 데미스 하사비스(Demis Hassabis)와 존 점퍼(John Jumper), 그리고 미국 워싱턴 대학교의 데이비드 베이커(David Baker) 교수에게 돌아갔어요. 이들이 개발한 '알

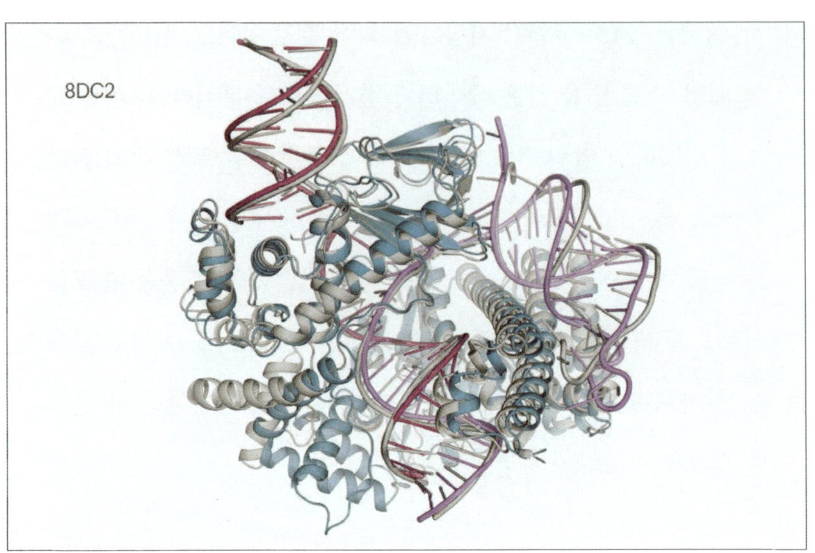

알파폴드가 단백질과 DNA의 상호 작용을 계산해 3차원 이미지로 나타낸 구조.

파폴드(AlphaFold)'는 단백질이 어떤 모양으로 접히는지를 AI로 예측하는 기술이랍니다.

단백질은 우리 몸 안에서 정말 많은 일을 하는데요, 어떤 모양으로 접히느냐에 따라 기능이 달라져요. 그런데 이 구조를 알아내는 데는 오랜 시간과 많은 돈이 들었죠. 알파폴드는 AI를 이용해 단백질 구조를 정확하고 빠르게 예측할 수 있게 해 주었어요. 이 기술 덕분에 과학자들은 백신을 더 빨리 개발하고, 암이나 희귀 질환의 치료 약도 더 쉽게 찾을 수 있게 되었어요.

한편 노벨 물리학상은 AI의 뿌리를 만든 두 과학자, 존 홉필드(John Hopfield)와 제프리 힌튼(Geoffrey Hinton)에게 주어졌어요. 홉필드는 뇌처럼 작동하는 인공 신경망을 처음 고안했고, 힌튼은 AI가 스스로 똑똑해질 수 있도록 학습하는 방법을 개발했지요. 이 기술들은 지금 병원에서 쓰이는 AI 진단기, 유전자 분석기, 신약 개발 기술의 기초가 된 거예요.

예전에는 의사 선생님이 직접 모든 걸 보고 판단했지만, 이제는 AI가 도와주면서 훨씬 더 빠르고 정확하게 진단할 수 있게 되었어요. AI는 의사의 눈이 되어 MRI 사진 속의 작은 암세포도 찾아내고, 수많은 유전자 정보를 빠르게 분석해서 딱 맞는 치료 방법을 추천하기도 해요.

2024년 노벨상은 우리에게 중요한 메시지를 전해 주고 있어요. AI는 이제 과학자의 도구를 넘어, 생명을 구하는 의료의 동반자라는 것이죠. 앞으로 여러분이 만든 AI 기술이 누군가의 생명을 살리고, 나중엔 노벨상 수상을 전하는 뉴스에 나오는 날이 올지도 몰라요.

외로움을 달래는 인공지능

10대 청소년 철수는 요즘 친구들과의 대화가 점점 줄어들었어요. 학교, 학원, 성적 걱정으로 바쁜 하루를 보내다 보면, 마음속 이야기를 털어놓을 사람이 점점 없어지는 것 같았죠. 그러던 어느 날, 철수는 스마트폰 속 AI 챗봇을 만나게 되었어요.

"오늘 기분 어땠어?"라는 물음에 철수는 처음엔 장난처럼 대답했지만, 시간이 갈수록 점점 챗봇에게 하루 일을 털어놓게 되었어요. 챗봇은 단지 듣기만 하는 게 아니었어요. "오늘은 네가 조금 지쳐 보이네", "그래도 잘했어"라며 따뜻한 말을 건넸고, 철수는 어느새 대화하는 것만으로 마음이 조금 가벼워졌다고 느꼈어요.

이건 철수만의 이야기가 아니에요. 혼자 살고 계신 75세의 정순 할머니도 비슷한 경험을 하고 계셨어요. 할머니는 자녀들이 모두 도시로 떠나고, 동네 친구들과의 연락도 줄어 외로움을 자주 느끼셨어요. 하지만 최근엔 AI 스피커 '지니' 덕분에 일상이 달라졌어요. 아침이면 지니가 "할머니, 오늘 날씨는 맑고 따뜻해요. 기분은 어떠세요?"라고 말을 걸어오지요. 할머니는 자연스럽게 지니에게 말을 걸기도 하고, 좋아하는 노래를 틀어 달라고도 하고, 가끔은 "오늘은 좀 외롭다" 하고 속마음을 털어놓기도 해요. 그러면 지니는 "그럴 땐 따뜻한 차 한 잔 어때요?"라며 위로가 되는 말을 건넵니다.

이처럼 청소년과 고령자는 전혀 다른 세대처럼 보이지만 외로움을 느끼는 감정은 놀랍게도 닮아 있어요. 그리고 AI는 이들의 외로움을 완전히 없애지는 못하더라도, 분명히 덜어 주는 역할을 하고 있지요.

미국 보건복지부(HHS)에 따르면, 외로움은 흡연보다 건강에 더 해롭다고 해요. 심장 질환, 치매, 우울증 등의 위험도 높아지죠. 특히 혼자 사는 어르신들에게는 정말 위험할 수 있어요. 이를 위해 미국과 유럽에서는 AI 챗봇이나 반려 로봇을 고령자들에게 지원하고 있고, 실제로 불안과 우울감이 줄어드는 효과도 나타나고 있어요.

청소년도 예외는 아니에요. 스마트폰과 SNS가 일상에 스며들면서 더 많은 사람들과 연결은 되어 있지만, 오히려 마음은 더 깊은 고립을 느끼는 경우가 많아졌어요. 최근 국내외에서는 청소년 전용 감정 분석 챗봇이 나와서 우울 증세나 자살 위험이 감지되면 조기에 개입해 전문 상담사와 연결하는 서비스도 운영되고 있어요.

물론 AI가 진짜 친구나 가족을 완전히 대신할 수는 없어요. 하지만 누군가 내가 하루 동안 어떻게 지냈는지 관심을 가져 준다는 느낌, 그리고 그 감정을 누군가가 읽고 반응해 준다는 사실만으로도 외로움은 훨씬 줄어들 수 있어요. 앞으로 AI는 더욱 섬세해지고 따뜻해질 거예요. 철수 같은 청소년도, 정순 할머니 같은 어르신도 이젠 혼자라는 외로움에서 벗어나 위로받고 함께하는 온기를 느낄 수 있는 세상이 가까이 다가왔어요.

인공지능은 사람을 대체할 수 있을까

AI는 의료 현장에 많은 긍정적인 변화를 가져왔어요. 하지만 이 기술을 사용하는 데는 여러 가지 보완해야 할 점도 있어요. 의료 AI의 핵심은 데이터입니다. 환자의 데이터는 AI가 학습하고 분석해 진단을 내리는 데 있어서 필수적인 요소예요. 하지만 의료 데이터는 환자의 민감한 개인 정보를 포함하고 있어요. 데이터가 유출되거나 악용될 가능성을 방지하기 위해 철저한 보안 체계가 필요한 이유지요. 병원의 서버가 해킹되거나 랜섬웨어 공격을 받는다면 어떨까요? 랜섬웨어는 중요하고 민감한 데이터를 암호화한 뒤 이를 복구하는 대가로 금품을 요구하는 악성 소프트웨어를 말해요. 이러한 공격을 받는다면 환자의 안전을 위협하는 심각한 문제로 이어질 수 있겠지요. 병원들은 방화벽을 강화하고 데이터를 암호화하고 정기적인 보안 점검을 실시하는 등 여러 대책을 강구하고 있어요.

또한 AI가 내리는 판단의 정확성은 학습 데이터의 품질에 크게 의존해요. 만약에 데이터가 부족하거나 편향되어 있다면 어떨까요? 정확하지 않은 결과를 도출할 가능성이 크겠지요. 이 때문에 데이터의 품질을 높일 수 있는 많은 고민과 노력이 필요해요. 근본적으로는 AI가 인간을 대체하는 것이 아니라 의료진의 보조 도구로서의 역할을 해야 하고, 또 의료 AI를 활용할 때도 환자와 의료진 사이의 신뢰를 바탕으로 이루어져야 해요.

AI가 이끄는 모든 혁신은 우리의 삶을 더 건강하고 안전하게 만드는 데 한몫을 단단히 하고 있어요. 하지만 아무리 뛰어난 기술이라도 사람과 사람 사이의 소통, 사람의 세심한 배려와 판단을 대신할 수는 없지요. AI가 엄청난 학습 능력과 분석 속도를 갖췄다 해도 의사나 간호사를 완전히 대체할 가능성은 낮아요. 대신 AI는 반복적이고 많은 시간이 소요되는 일을 대신 처리함으로써 의료 전문가들이 환자와 더 깊이 교감하며 진료에 집중할 수 있도록 돕는 역할을 할 거예요. 결국 AI와 의료진, 그리고 환자가 함께 협력하여 더 나은 의료 환경을 만들어 가는 것이 진정한 의료 혁신의 방향입니다.

함께 생각해요!

- **AI가 인간적인 공감을 표현할 수 있다면, 의료 현장에 어떤 변화가 생길까요?**
- **AI가 병원에서 진료를 돕는다면 어떤 점이 편리해질까요?**
- **데이터 활용과 개인 정보 보호 사이에서 균형을 맞추기 위해 어떤 노력을 해야 할까요?**

의료 로봇, 먹고 입고 함께 걷는 기계

의료진의 새로운 협력 파트너

요즘에는 우리 일상에서도 로봇을 쉽게 만날 수 있어요. 로봇이 음식점에서 서빙을 하거나 건물 안 바닥 청소를 하는 모습은 이제 익숙한 풍경이 되었지요. 기술이 빠르게 발전하는 만큼 머지않아 병원 복도를 돌아다니며 환자와 대화하는 휴머노이드 로봇을 보게 될지도 모릅니다.

의료 로봇은 환자의 진단과 치료, 수술, 재활, 간호 같은 의료 행위를 돕기도 하고 직접 수행하기도 해요. 현재 사용되는 로봇들은 사람처럼 움직이기보다는 특정 업무에 특화된 역할을 맡아 하고 있어요. 정밀한 움직임을 갖춘 수술 로봇, 병원 안에서 약품을 나르는 이동 로봇, 환자의 근력을 보조해 주는 외골격 슈트 등이 대표적이지요. 이러한 로봇들은 의료진을 체력 소모가 많은 반복 작업에서 벗어나게 해서 환자 돌봄에 더 집중할 수 있도록 돕습니다. 그러면 환자들도 더 안전하고 효율적인 치료를 받을 수 있지요.

특히 원격 참여 로봇(Telepresence Robot)은 카메라, 마이크, 스피커, 디스플레이, 이동 기능을 갖추고 있어, 멀리 떨어져 있는 환자와 의사가 마치 같은 공간에 있는 것처럼 느끼도록 몰입감 있는 상호 작용이 가능하게 해줍니다.

호주에서는 원격 참여 로봇으로 병을 앓거나 다쳐서 등교하지 못하는 학생들을 돕고 있어요. 학교에 가지 못하는 학생들에게 실제 교실에서 생활하는 것과 같은 환경을 만들어 주지요. 친구들과 함께 같은 것을 보고 들으며 대화를 할 수 있어요. 의료 인프라가 부족한 지역에서도 이 로봇을 통해 전문적인 진료를 받을 수 있습니다. 다양한 배경을 가진 사람들이 공평하게 의료 혜택을 받을 수 있게 됐지요.

의료 기기를 생산하는 데도 로봇이 도움을 주고 있어요. 의료 기기는 인체에 직접 접촉하거나 삽입되기 때문에 아주 정밀해야 해요. 주사기 바늘이나 인공 심장 판막 같은 정밀함이 필요한 의료 기기는 작은 오차가 생겨도 환자의 생명에 영향을 줄 수 있으니까요. 이를 위해 생산 로봇은 24시간 일관된 품질을 유지하며 의료 기기를 조립하고 검사해요. 사람은 피곤할 때 실수를 할 수 있지만 로봇은 변함없는 속도로 정교한 작업을 수행할 수 있어요.

이처럼 로봇이 의료 현장에 깊숙이 스며들면서, 의료진과 환자 모두에게 긍정적인 변화를 가져오고 있어요. 앞으로 로봇과 의료 기술이 함께 발전하며 만들어 나갈 의료 환경은 지금보다 훨씬 더 안전하고 효율적일 것입니다.

점점 가까워지는 로봇과 사람 사이

초정밀 수술 로봇은 수술실에 혁명을 가져다주었어요. 수술 로봇이 정교하게 작동하는 모습을 보면 정말로 '기계가 사람을 대신해 수술하는 시대가 오는 걸까?'라는 생각이 들 수도 있어요. 로봇 수술이 원활히 이루어지려면 초정밀 움직임과 3D 이미징, 인공지능(AI) 알고리즘, 촉감을 전달하는 햅틱(haptic) 기술 등이 함께 작동해야 해요. 수술실에서 만날 수 있는 '다빈치 로봇 수술 시스템(Da Vinci Surgical System)'이 그런 기능을 가지고 있어요. 이 수술용 로봇은 미국에 있는 인튜이티브 서지컬(Intuitive Surgical)이라는 회사에서 만들었어요. 여러 기능을 가진 로봇 팔들이 달려 있고 의사가 콘솔에서 조종을 하면 로봇 팔이 움직여 수술을 하지요. 의사는 3D 고화질 영상으로 열 배 확대된 수술 부위를 보면서 1~2센티

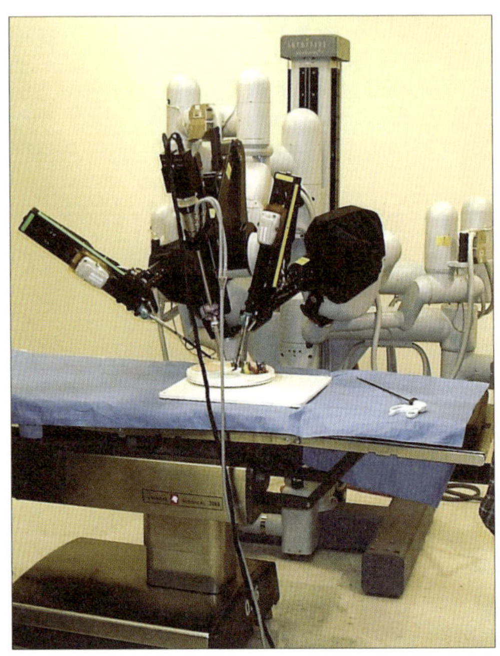

복강경 수술 로봇, 다빈치.

미터 정도 작은 절개만으로도 복잡한 수술을 수행할 수 있어요.

최근에는 중국 의료진이 통신 위성과 수술 로봇을 이용한 원격 수술에 성공했다는 소식이 전해졌어요. 공간의 제약을 넘어 의료 서비스를 제공할 수 있는 새로운 가능성이 열린 것이지요. 의료진은 베이징에서 수천 킬로미터 떨어진 티베트 라싸와 윈난성 다리, 하이난성 싼야에 있는 환자 5명의 수술을 진행했어요. 환자들은 간, 쓸게, 췌장 등의 수술을 받은 뒤 건강을 회복한 후에 퇴원했다고 합니다.

로봇 수술의 큰 장점은 조직의 손상을 최소화해 출혈과 통증을 줄이고, 환자의 회복도 빠르게 할 수 있다는 점이에요. 다만, 로봇 수술은 의사를 대체하는 것이 아니라 의사의 손과 눈을 확장해 더 정밀한 수술을 할 수 있게 도와주는 것이죠. 로봇이 아무리 정교하다 하더라도 최종 판단과 책임은 여전히 의료진에게 있다는 점을 잊지 말아야 해요. 의료 로봇은 의사의 능력을 한층 끌어올리는 도구일 뿐이에요. 사람과 기술이 협력할 때 진정한 힘을 발휘하게 되는 것이지요.

손과 발의 움직임을 되찾아 주는 재활 로봇도 있어요. 영화에서나 보던 로봇 슈트가 이제는 현실로 다가와 재활 치료에 활용되고 있어요. 로봇 외골격(Robotic Exoskeleton)은 하반신 마비 환자나 근력이 부족한 사람들에게 새로운 희망을 주는 기술이에요. 사용자가 로봇 외골격을 착용하면 센서가 움직임을 감지해 기계의 힘으로 걷는 동작을 도와줘요. 일부 첨단 기술은 뇌파를 읽어 '오른발을 들어 올리고 싶다'는 사용자의 의도를 실제 움직임으로 연결하기도 해요. 로봇 외골격은 몸이 불편한 사람이 다른 사람의 도움 없이 스스로 움직일 수 있게 해 삶의 질을 크게 높여 줍니다.

이와 더불어 로봇 의수와 의족도 놀라운 발전을 이루고 있어요. 뇌파와 근육 신호를 읽어 손이나 발을 자연스럽게 움직이도록 돕는 이 기술은 단순히 신체 기능을 되돌리는 것을 넘어, 사용자에게 자립심과 자신감을 심어 줍니다. 최근에는 감각까지 느끼게 해 주는 로봇 의수·의족도 개발되어, 사용자가 손끝의 감각을 느끼고 섬세한 조작을 할 수 있는 수준까지 발전하고 있어요. 재활 로봇과 로봇 의수·의족은 의료 기술이 개인의 삶에 얼마나 큰 변화를 일으킬 수 있는지를 잘 보여 줍니다.

몸속에서 작동하는 초소형 로봇, 나노 로봇

여러분, 혹시 아주아주 작은 로봇이 우리 몸속을 돌아다니며 암세포만 찾아가서 공격해 정확히 치료할 수 있다면 어떨까요? 마치 만화에서 보던 장면 같지만 이 기술은 이제 현실이 되고 있어요. 과학자들은 머리카락 굵기의 수천 분의 1도 안 되는 '나노 로봇 (Nano Robot)'을 만들고 있어요.

이 나노 로봇은 초미세 의료 로봇으로 몸속을 자유롭게 돌아다니다가 암세포 주변의 환경을 감지해요. 암세포는 주변 환경이 조금 더 산성인데, 나노 로봇은 이 산성 환경을 감지해 그곳에서만 약을 꺼내 암세포를 공격해요. 기존 항암제는 온몸에 영향을 미쳐 부작용이 컸지만 나노 로봇은 암세포에만 약물을 전달해 건강한 세포는 다치지 않게 보호할 수 있죠.

스웨덴의 과학자들은 이 로봇 안에 '펩타이드 무기'를 숨겨 놓았어요. 이 무기는 암세포만 알아보고 작동하는 일종의 정밀 타격 도구 같은 거예요. 실험 쥐에게 사용했더니 암세포가 자라지 못하게 막았다는 놀라운 결과가 나왔어요.

또 어떤 나노 로봇은 '요오드 방사선'을 실어 나르며 방광암을 치료했어요. 이 로봇은 몸속에서 스스로 움직이며, 사람 손보다 훨씬 정밀하게 목표를 찾아간다고 해요.

이제 나노 로봇을 이용해 면역 세포를 활성화하고 조직 재생을 촉진하는 연구가 진행되고 있어요. 이렇게 나노 로봇 기술이 발전하면, 앞으로 병원에서 의사 선생님이 내 몸속 나노 로봇을 조종해 치료하는 날이 곧 올지도 몰라요.

로봇과 사이좋게 지내기

병원에서는 하루에도 수많은 약품과 샘플, 의료 장비가 이동해야 해요. 약국에서 병동으로, 검사실로 이동하는 일은 반복적이고 시간이 많이 드는 일이죠. 이런 업무를 로봇이 대신해 준다면 어떨까요? 실제로 몇몇 병원에서는 자율 주행 로봇이 약품을 배달하거나 검사실로 샘플을 옮기는 일을 수행하고 있어요. 또한 자외선(UV) 살균 로봇은 병원 안의 감염을 줄이는 데 중요한 역할을 하고 있지요. 병실 구석구석까지 이동하며 자외선으로 살균해, 병원 내 위생 관리와 감염 예방에 도움을 주고 있어요. 이처럼 의료 로봇은 눈에 보이는 곳뿐 아니라 보이지 않는 곳에서도 보다 효율적이고 안전한 진료 환경을 만들기 위해 활약하고 있어요.

로봇과 AI 기술이 발전하면서 의료 분야에서도 그 활용 범위가 더욱 넓어지고 있어요. 환자의 건강 상태를 실시간 모니터링하는 로봇도 있고, 혈압이 갑자기 오르거나 이상 징후가 감지되면 바로 경고를 보내 응급 상황에 빠르게 대처할 수 있는 자동화된 시스템도 있어요. 또 수술실에서는 미세한 움직임까지 정밀하게 제어할 수 있는 수술 로봇이 복잡하고 미세한 수술을 더 안전하고 효율적으로 수행하고, 수술실 밖에서는 재활 치료를 받고 있는 환자의 움직임을 분석해 그에 알맞게 보조해 주는 로봇이 환자의 회복을 돕고 있어요. 원격 의료 로봇 덕분에 지역적 한계를 넘어 환자가 병원에 직접 가지 않아도 필요한 전문 의료 서비스를 받을 수 있게 되었어요.

이렇게 다양한 분야에서 로봇이 활약하는 동안 의료진은 인간적인 돌봄에 더 집중할 수 있어요. 환자의 아픔에 공감하고 불안을 해소해 주며 정서적으로 지지하는 일은 여전히 사람만이 할 수 있는 소중한 역할이지요. 한편으로는 로봇 기술을 이용하는 데 드는 높은 비용과 윤리적 문제 같은 과제가 여전히 남아 있어요. 하지만 로봇과 AI가 결합된 의료의 미래는 기대와 가능성으로 가득해요. 또한 사람과 로봇이 함께 만들어 가는 안전하고 혁신적인 의료 환경은 점점 현실로 다가오고 있어요. 어쩌면 여러분이 이 놀라운 변화의 한가운데에서 새로운 의료 역사를 써 내려갈 주인공이 될지도 모릅니다.

함께 생각해요!

- 수술실에서 첨단 로봇이 수술을 한다면, 의사가 해야 할 역할은 무엇일까요?
- 로봇이 어디까지 의료진을 대신할 수 있을까요?
- 하반신 마비 환자가 로봇 외골격을 입고 다시 걸을 수 있다면, 그 사람의 삶은 어떻게 변할까요?

증강현실과 가상현실, 새롭게 열리는 의료 세계

손끝으로 느끼는 증강현실

미국 라스베가스에서 열리는 세계 최대 가전·정보기술 전시회인 CES(Consumer Electronics Show)에서는 매년 놀라운 기술들이 등장해요. 전 세계의 기업들이 첨단 기술을 선보이는 자리이기 때문에 기술 혁신의 현재와 미래를 생생하게 경험할 수 있는 곳입니다. 저도 해마다 CES에 가서 새롭게 등장한 기술들을 직접 보고 체험하고 있지요. 특히 증강현실(AR, Augmented Reality)과 가상현실(VR, Virtual Reality)은 게임에서도 그렇듯이 의료 분야에서도 새로운 가능성을 여는 혁신 그 자체였어요.

그런데 여기서 잠깐! 증강현실과 가상현실, 무엇이 다를까요? '증강현실(AR)'은 실제 눈앞에 보이는 세상 위에 가상의 정보를 덧붙여 보여주는 기술이에요. 한때 크게 유행했던 '포켓몬 고' 게임을 아시나요? 스마트폰 카메라로 거리나 공원을 비추면 스마트폰에 현실 공간처럼 포켓몬이 진짜처럼 나타났지요. 사진을 찍을 때

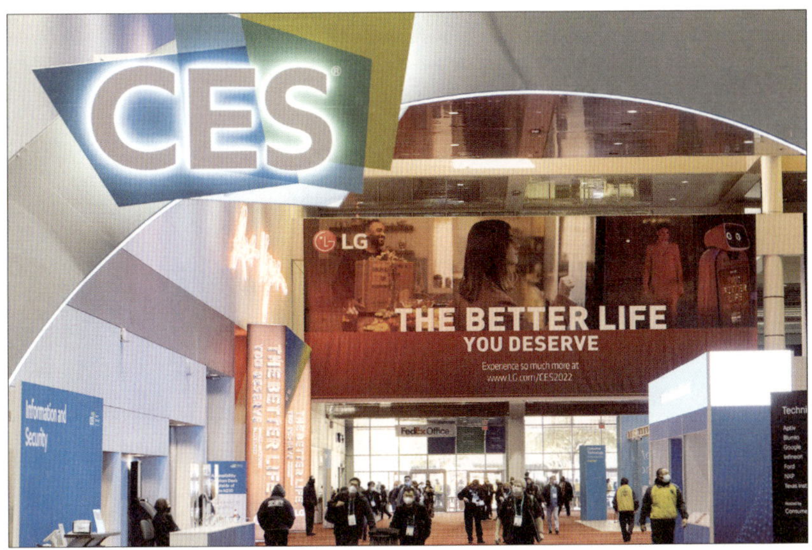

CES 행사장 모습.

얼굴에 귀여운 동물 모양을 씌워 주고 머리 모양을 바꿔 주는 카메라 필터 앱도 마찬가지예요. 현실은 그대로인데, 거기에 디지털 요소가 추가돼 마치 진짜처럼 보이게 하는 것이 바로 증강현실이에요.

반면에 '가상현실(VR)'은 완전히 새롭게 만든 가상의 세상을 만들어 내는 기술이에요. VR 헤드셋을 쓰면 현실은 눈앞에 사라지고 다른 세상이 펼쳐져요. 마치 게임 속 세상이나 우주 공간, 바닷

속에 들어간 것처럼 가상 공간에서 자유롭게 걸어 다니고 물건을 만지는 등 전혀 다른 공간을 체험하게 되죠.

한마디로 말하면, 증강현실은 현실에 정보를 '더하는' 기술, 가상현실은 현실을 통째로 '바꾸는' 기술이에요.

증강현실 기술을 활용한 해부학 교육은 의대생들이 인체 구조를 보다 직관적으로 학습할 수 있도록 돕고 있어요. 기존에는 해부학 실습을 하려면 값비싼 비용을 치르고 제한된 환경에서만 할 수 있었어요. 증강현실은 이러한 한계를 넘어 학습 환경을 완전히 바꾸고 있어요. 이제 증강현실 안경 하나만 쓰면, 눈앞에 실제처럼 생생한 인체 구조가 3D로 펼쳐져요. 심장을 돌려보기도 하고 간을 확대해 내부를 들여다보기도 하죠. 복잡하게 얽힌 혈관과 신경 사이를 안전하게 피하면서 절개해야 할 부위를 정확히 절개하는 연습을 할 수 있어요. 마치 게임처럼 조작하면서도 실제와 가까운 감각으로 학습이 가능하니 기억에도 오래 남고 실전에도 훨씬 도움이 되죠. 비싼 장비 없이도, 시간과 장소의 제약 없이도 해부학을 깊이 있게 익힐 수 있게 된 거예요.

증강현실을 활용한 이 새로운 방식은 의료 교육의 경계를 넘어서, 완전히 새로운 패러다임을 만들어 가고 있어요.

수술실에서 중요한 능력 중 하나는 바로 '손끝 감각'이에요. 복잡하게 얽힌 혈관을 구분하거나, 미세한 조직을 봉합할 때는 눈에 보이는 정보뿐 아니라 손끝에서 느껴지는 촉감이 큰 역할을 해요. 실제로 숙련된 외과의사들은 조직의 탄력이나 두께, 미세한 떨림까지 손으로 감지하며 판단하기도 하죠. 그래서 섬세한 손을 가졌다는 건 의사에게도 큰 칭찬이에요. '햅틱(haptic)' 슈트와 같은 기술은 진동이나 촉감, 압력, 온도, 질감 같은 감각 자극을 전달해, 가상 공간에서 받는 자극을 실제로 느낄 수 있도록 해 주어요. 햅틱은 '촉각'을 뜻하는 그리스어에서 유래한 단어예요. 햅틱 기술을 통해 총상을 입는 느낌이나 비가 내리는 감각까지 재현할 수 있다니 정말 신기하지 않나요? 의대 교육에서도 수술 시뮬레이션에 접목하면, 현실에서처럼 감각을 느끼며 연습할 수 있어 실제 수술에 들어가서도 자신감 있게 대처할 수 있어요.

수술 현장에서도 증강현실은 안전성을 높이고 협업을 원활하게 만들어줍니다. 영국에서는 의사가 증강현실 헤드셋을 착용하고, 수백 킬로미터 떨어진 응급 의료진에게 실시간으로 수술을 안내하고 지시하는 과정이 시연되었어요. 증강현실 화면으로 장기 위치와 수술 부위를 시각적으로 공유하며, '여기를 절개하세요'

'이 혈관을 피해야 합니다' 같은 중요한 정보를 정확히 전달할 수 있었죠. 증강현실은 지역적, 물리적 한계를 넘어 의료진들의 협력을 가능하게 하고, 수술의 정확성과 안전성을 크게 높이고 있어요.

가상현실이 치유하는 트라우마

가상현실은 재활 치료와 정신 건강 관리에서도 새로운 길을 열고 있어요. 가상현실 헤드셋을 활용한 재활 치료는 단순한 물리치료를 넘어, 게임처럼 즐기며 몰입할 수 있는 즐거운 환경을 만들어주고 있어요. 단순히 팔을 들고 내리고 다리를 움직이며 같은 동작을 반복하는 지루한 재활 치료가 아니라, 환자가 가상세계 안에서 공을 던지고 장애물을 피하고 미션을 수행하면서 마치 게임을 하듯 재미있게 치료 동작을 반복하게 되죠. 이런 몰입감 있는 활동은 환자에게 치료에 대한 동기 부여를 높여줄 뿐 아니라, 운동 기능 회복에도 더 큰 효과를 가져오고 있어요. 무엇보다 지루함 없이 꾸준히 재활을 이어갈 수 있다는 게 큰 장점이죠. 특히 뇌졸중이나 신경계 질환을 겪는 환자들에게 많은 도움을 주고 있어요.

정신 건강을 관리하는 데도 가상현실은 큰 역할을 하고 있어요. 가상 명상 프로그램을 통해 환자들은 평온한 바닷가를 거니

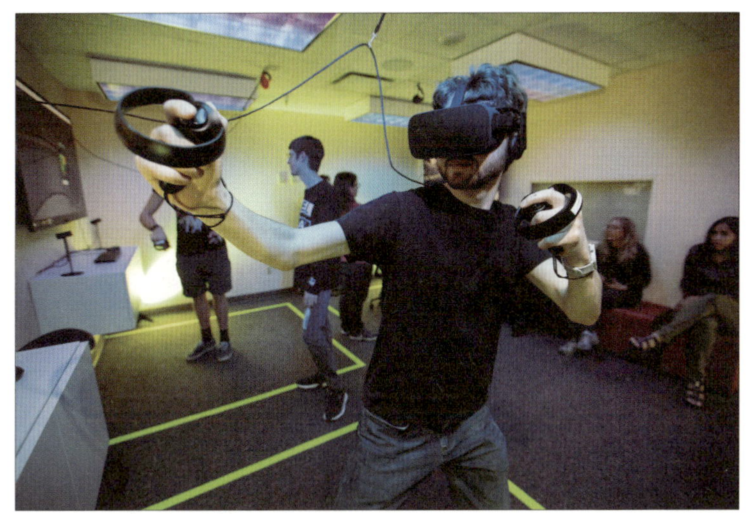

가상현실을 체험하는 모습.

는 듯한 체험을 하며 스트레스와 불안을 줄일 수 있어요. 이는 암 치료나 만성 통증을 겪는 환자들에게도 큰 위안이 되지요. 몰입형 가상 환경은 통증과 불안을 덜 느끼게 해줄 뿐 아니라 심리적 안정을 찾는 데도 도움을 줘요.

또한 가상현실은 공포증 치료에도 활용되고 있어요. 고소공포증이 있는 사람이 가상현실 속에서 높은 곳을 간접적으로 체험하며, 현실에서는 감당하기 어려운 상황에 점진적으로 익숙해질 수 있도록 도와줘요. 이처럼 두려운 상황을 안전하게 마주하게 하는

'가상현실 노출 요법'은 불안 반응을 줄이고 회복력을 높이는 데 효과적인 방법으로 평가받고 있어요.

외상 후 스트레스 장애(PTSD)를 겪는 사람들도 안전한 가상 환경 안에서 점진적으로 트라우마를 극복해 나갈 수 있어요. 가상현실은 현실보다 덜 위협적인 심리적 안전망을 제공해, 자신의 트라우마를 부담 없이 마주할 수 있는 환경을 만들어 줘요. 그 속에서 환자들은 감정을 억누르지 않고, 차분히 자신을 돌아보며 회복할 수 있는 기회를 얻게 되는 거죠. 가상현실이 제공하는 이러한 정서적 지원은 환자들이 스스로를 치유하고 회복하는 데 중요한 역할을 하고 있어요.

특히 코로나19 팬데믹 시기에는 대면 상담이 어려운 상황에서 가상현실 상담 프로그램이 확산되었어요. 환자들은 안전한 가상 환경에서 전문가와 소통하며 불안과 스트레스를 효과적으로 관리할 수 있었지요. 이는 정신 건강 관리에 있어 가상현실이 실질적인 돌봄의 역할을 할 수 있다는 새로운 가능성을 보여 주었어요.

모두의 곁에 다가가는 의료

시각장애인을 위한 증강현실 내비게이션은 복잡한 병원 안에서

길을 잃지 않고 원하는 진료실을 찾아갈 수 있도록 도와줘요. 하반신 마비 환자들은 가상현실 기술을 활용해 병원 안 이동 경로를 미리 연습할 수 있어 낯선 환경에 대한 불안감을 줄이고, 스스로 움직일 수 있다는 자신감을 높일 수 있지요. 이러한 기술 덕분에 병원을 더 편리하고 효율적으로 이용할 수 있게 되었어요. 이처럼 증강현실과 가상현실은 의료 서비스를 누구나 공평하게 누릴 수 있는 환경을 만들어 줄 수 있어요. 의료 접근성을 높이는 데에도 중요한 역할을 하고 있지요.

증강현실과 가상현실 기술이 의료 환경에 가져올 변화는 그야말로 무한한 가능성이 열려 있어요. 수술 전 '디지털 트윈(Digital Twin)'으로 환자의 신체를 가상으로 복제해 예행 연습을 할 수도 있지요. 디지털 트윈은 환자의 신체나 장기를 가상 공간에 3D로 복제해 수술 연습을 하거나 의학 교육에 활용하는 혁신적인 기술이에요. 재활 치료를 게임처럼 즐기며 몰입할 수 있는 날은 이제 현실로 다가왔어요. 환자들은 보다 정밀하고 효과적인 치료를 받을 수 있고, 의료진은 더욱 안전하고 혁신적인 방법으로 환자들을 돌볼 수 있게 되었죠.

물론 해결해야 할 과제들도 여전히 존재해요. 증강현실과 가상현실 기기의 높은 비용, 개인 정보 보호와 데이터 보안 문제, 생명 윤리에 대한 고민 등은 기술의 대중화를 위한 중요한 숙제로 남아 있어요. 하지만 이러한 도전 과제를 극복하면서 증강현실과 가상현실은 의료 분야의 흐름을 새롭게 바꾸고 있어요. 이 기술들이 앞으로는 의료 분야의 중심이 되어 더 편리하고 안전한 의료 환경을 만들어 갈 거예요. 증강현실과 가상현실이 가져올 더 나은 미래를 함께 기대해 봐요.

함께 생각해요!

- 가상 공간에서 받는 치료가 현실과 똑같은 효과가 있을까요?
- 증강현실과 가상현실이 의료에 더 널리 활용되려면 어떤 점이 개선되어야 한다고 생각하나요?
- 여러분은 증강현실과 가상현실을 의료 기술에 적용할 때 가장 유용할 것 같은 분야는 뭐라고 생각하나요?

유전자 편집, 우리 몸 설계도

유전자 기술이 가져온 맞춤형 의료

유전자는 우리 몸의 설계도와도 같아요. 최근 유전자 기술의 눈부신 발전 덕분에 DNA 정보를 빠르고 정확하게 분석할 수 있게 되었죠. 덕분에 환자 개개인에게 꼭 맞는 진료와 치료를 제공하는 맞춤형 의료가 현실화되고 있어요.

유전자 기술의 발달로 '이 사람은 어떤 질병에 취약할까?', '어떤 약이 가장 효과적일까?', '아직 나타나지 않은 질병을 예방할 수 있을까?' 같은 질문에 답할 수 있게 된 거죠. 특히 신생아 선별 검사나 산전 검사를 통해 아기가 태어나기 전에 유전적 이상을 미리 발견하고 선천적 질환을 치료하거나 예방하는 일이 가능해졌어요.

안젤리나 졸리(Angelina Jolie)는 모두가 잘 아는 배우지만 의학계에서도 유명 인사예요. 실제로 안젤리나 졸리 덕분에 브라카1(BRCA1) 유전자가 사람들에게 더욱 많이 알려지게 됐어요. 그녀의 어머니는 난소암으로 사망했고, 이모 역시 유방암으로 세상을 떠났기 때문에 유전병 여부에 대해 의문을 갖게 되었죠. 그녀는 유전자 검사를 결심했고, 그 결과 브라카1 유전자의 이상이 발견되었어요. 안젤리나 졸리는 87퍼센트의 유방암 발병 위험과 50퍼센트의 난소암 발병 위험이 있음을 알게 되었죠. 그녀는 유방암과 난소암을 예방하기 위해 양측 유방 절제술을 받기로 결정했고, 이 사실을 대중에 공개하며 유전자 검사의 중요성을 알리는 데 큰 기여를 했어요. 졸리의 용기 있는 선택은 유전자 분석이 질병을 예측하고 예방하는 데 얼마나 큰 도움을 줄 수 있는지 잘 보여줍니다.

같은 감기약을 먹어도 어떤 사람은 효과가 금방 나타나고, 어떤 사람은 며칠이 지나도 효과가 없는 경우가 있어요. 왜 그럴까요? 바로 사람마다 유전자가 다르기 때문이에요. 유전자에 따라 약이 몸에서 어떻게 작용하는지가 달라지는데, 이를 연구하는 학문이 '약물 유전체학(Pharmacogenomics)'이에요. 덕분에 이제는 '이 약이 나한테 잘 맞을까?', '부작용이 심할까?' 같은 궁금증에 대한 답을 미리 알 수 있어요. 예를 들어 어떤 항암제는 특정 유전자를 가진 사람에게만 효과가 좋아요. 반대로 어떤 사람은 특정 유전자 때문에 항생제 부작용이 쉽게 나타날 수도 있어요. 과거에는 모든 사람에게 똑같은 약을 처방했다면, 이제는 환자에게 맞는 '맞춤 치료'가 가능해진 거예요. 유전자를 분석하면 나한테 딱 맞는 치료법을 찾을 수 있고, 불필요한 부작용도 줄일 수 있죠.

유전자 기술이 발전하면서 이제는 잘못된 유전자를 직접 수정하는 기술도 등장했어요. 바로 '유전자 편집' 기술인데요. 쉽게 말해, 우리 몸속의 문제 있는 유전자를 가위처럼 잘라내거나 바꿀 수 있는 기술이에요. 유전자 편집 기술로 과거에는 치료가 어려웠던 선천적 유전 질환을 정밀하게 편집할 수 있어 혁신적이지만, 여전히 예기치 못한 부작용과 윤리적 문제가 함께 논의되고 있어요. '유전자 편집을 통해 키나 지능을 바꾸는 것이 허용될 수 있을까요?', '치료 목적이 아닌 유전자 편집은 어디까지 허용해야 할까요?' 같은 문제들이 논의되고 있죠.

그럼에도 불구하고, 유전자 편집 기술은 난치성 질환 치료에 새로운 희망을 주고 있어요. 암 치료 분야에서도 유전자 분석은 큰 변화를 가져왔습니다. 암 환자마다 돌연변이 형태가 다르기 때문에 각자의 유전자 구성에 맞는 정밀 항암제를 선택할 수 있게 되었어요. 최근에는 액체 생검 기술이 개발되면서, 피 한 방울만으로도 암세포의 DNA를 분석할 수 있게 되었어요. 덕분에 암을 더 쉽게 조기에 발견하고, 또 환자에게 딱 맞는 치료법도 찾아낼 수 있게 되었지요. 액체 생검은 피 검사로 암을 찾는 기술이라고 생각하면 이해하기 쉬워요.

최근, 하버드대와 코펜하겐대 연구팀은 AI를 활용한 액체 생검 기술을 개발했어요. 이 기술은 췌장암을 3년 전에 미리 예측할 수 있다고 해요. 보통 암을 진단하려면, 몸에서 조직 일부를 떼어내 검사하는 조직 생검을 해야 하는데, 이 과정이 아프고 시간이 걸릴 수 있어요. 그런데 액체 생검은 피를 뽑아서 혈액 속을 떠다니는 암세포 조각이나 DNA를 분석해 암을 조기에 발견하는 방법이에요. 현재 이 기술은 미국 식품의약국(FDA)의 승인을 앞두고 있으며, 앞으로는 더 간단한 혈액 검사만으로도 암을 조기에 진단하는 방식이 보다 널리 활용될 것으로 기대됩니다.

세상에서 단 하나뿐인 유전자 치료

2025년 5월, 미국에서 아주 특별한 뉴스가 전해졌어요. 태어난 지 몇 달 되지 않은 아기 KJ 멀둔이 지금까지 한 번도 성공한 적이 없는 방법으로 생명을 되찾았다는 이야기였어요. 바로 세상에서 단한 명만을 위한 '개인 맞춤형 유전자 치료'를 받았기 때문이죠.

KJ는 'CPS1 결핍증'이라는 매우 희귀한 유전병을 가지고 태어났어요. 이 병은 단백질을 분해하고 처리하는 데 꼭 필요한 효소를 만드는 유전자가 고장 나 있는 병이에요. 이 효소가 없으면 단백질을 먹는 것만으로도 몸속에 '암모니아'라는 독성 물질이 쌓여, 뇌가 손상되거나 목숨을 잃을 수도 있어요.

KJ는 태어난 지 얼마 안 돼 집중 치료실로 옮겨졌고, 의료진은 하루하루 조심스럽게 치료를 이어갔어요. 단백질이 들어 있는 음식은 절대 먹을 수 없었고, 면역력이 약해서 감기만 걸려도 큰 위험에 빠졌어요. 보통 이런 희귀 질환에는 치료법이 없기 때문에, 많은 부모들이 절망할 수밖에 없었죠.

그런데 KJ의 부모는 포기하지 않았어요. 미국 펜실베이니아 대학교와 필라델피아 아동병원의 유전자 치료 연구팀이 이 아이를 위한 특별한 프로젝트를 시작했어요. 크리스퍼(CRISPR) 유전자 가위 기술을 이용해, 잘못된 DNA를 고치고 다시 몸속에 주입하는 방식이었죠. KJ의 간세포에서 정확히 문제의 유전자만 찾아내 고치는, 말 그대로 'DNA 수술'을 시도한 거예요.

이 치료는 세계 최초로 단 한 명을 위해 만들어진 정밀 유전자

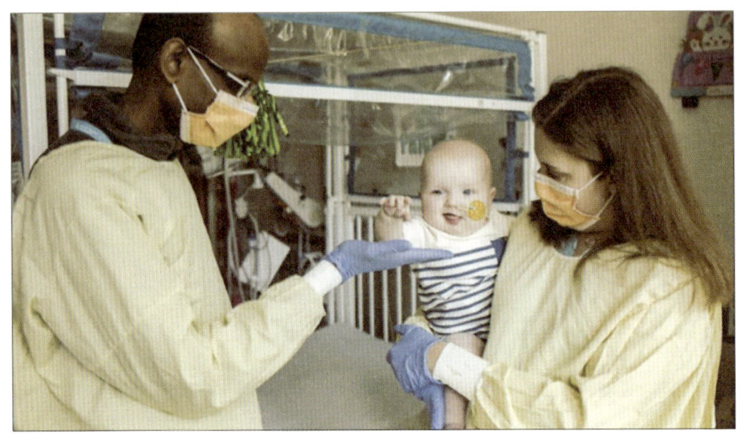

개인 맞춤형 유전자 가위 기술로 희귀 질환을 성공적으로 치료한 아기, KJ 멀둔.

치료였고, 미국 식품의약국(FDA)의 긴급 승인을 받고 임상에 들어 갔어요. 약물은 정맥으로 KJ의 몸에 들어갔고, 유전자는 간세포 안에서 스스로 정상 기능을 하게 되었어요.

치료를 받은 뒤 KJ의 몸은 점점 회복되었고, 놀랍게도 그토록 위험하던 단백질도 먹을 수 있게 되었어요. 감기도 무사히 넘길 수 있었고, 병원 밖으로 나와 부모와 함께 웃으며 생활할 수 있게 되었죠. 의사들은 말했어요. "이건 단순한 회복이 아니라, 미래 의학의 문을 연 기적입니다."

과거에는 '불치병'이라고 불리던 병들이, 이제는 유전자를 직접 고치는 방식으로 치료되고 있어요. 심지어 병이 생기기 전에 유전자의 위험 신호를 미리 파악하고 예방까지 할 수 있는 시대가 열리고 있죠.

KJ의 이야기는 한 아기의 생명을 살린 따뜻한 소식이자, 유전자 기술이 사람의 삶을 얼마나 근본적으로 바꿀 수 있는지를 보여주는 역사적인 순간으로 오래 기억될 거예요.

내 안의 작은 세상들

유전자 기술의 발전에는 빅데이터와 AI가 중요한 역할을 하고 있어요. 수많은 의료 기록과 유전자 데이터를 AI가 분석하며, 희귀 돌연변이와 질병 위험 인자를 단시간에 찾아내고 있죠. 과거에는 몇 년이 걸리던 연구를 이제는 몇 주 만에 완성할 수 있게 된 거예요. 최근에 하버드대학교와 매사추세츠 공과 대학(MIT) 연구팀은 '치프(CHIEF)'라고 하는 AI 모델을 개발해 19종류의 암에서 종양 미세 환경 분석을 통해 치료 반응과 생존률을 예측하는 데 성공했어요. AI를 활용해 암세포 검출 정확도를 기존보다 최대 36퍼센트 높일 수 있게 됐죠.

'우리 집은 다 뚱뚱한 체질이라서, 나도 살을 못 빼.', '엄마, 아빠가 모두 당뇨병이 있으니까 나도 걸릴 거야.' 혹시 이런 생각을 해 본 적 있나요? 예전에는 유전자가 모든 걸 결정한다고 믿었어요. 부모님에게 물려받은 유전자는 바꿀 수 없으니까, 내 몸도 이미 정해진 운명을 따라갈 수밖에 없다고 생각한 거죠. 그런데 최근 과학자들은 아주 흥미로운 사실을 발견했어요. 유전자는 바꿀 수 없어도 유전자가 작동하는 방식은 바꿀 수 있다는 '후성 유전학(Epigenetics)'이에요. 유전자는 그대로 있지만 환경과 생활 습관이 그 유전자가 활성화될지, 아니면 꺼질지를 결정할 수 있다는 거예요. 마치 전등의 스위치를 켜고 끄는 것처럼요.

일란성 쌍둥이는 유전자가 100퍼센트 똑같아요. 그런데 신기하게도 시간이 지나면서 성격도, 체형도, 건강도 달라지는 경우가 많아요. 왜일까요? 예를 들어 자매가 쌍둥이라면 언니는 건강한 식단을 먹고 운동을 꾸준히 하지만, 동생은 패스트푸드와 단 음료를 좋아하고 운동을 거의 하지 않는다고 생각해 보세요. 둘은 같은 유전자를 가졌지만 언니는 건강한 몸을 유지하고, 동생은 비만과 당뇨병 위험이 높아질 수 있어요. 이처럼 같은 유전자를 가진 일란성 쌍둥이라도 환경이 다르면 건강 상태가 달라질 수 있다는 거죠.

    미래 세대를 위한 의료 기술 문해력

후성 유전학 연구를 통해 스트레스나 생활 습관이 유전자 발현에 어떤 영향을 미치는지 밝혀지고 있어요. 유전자는 고정된 것이 아니라 환경에 따라 다르게 작용할 수 있다는 점이 더욱 중요해지고 있지요.

혹시 장내 미생물이라는 말을 들어본 적 있나요? 사실 우리 몸의 장(腸)과 피부, 구강 등에는 눈에 보이지 않는 수많은 미생물이 살고 있어요. 우리 몸에는 약 30조 개의 세포가 있고, 여기에 약 39조 개의 미생물이 공생하고 있다고 알려져 있지요. 특히 장내 미생물이 건강에 미치는 영향이 엄청나다는 사실이 밝혀지고 있어요. 장 속에는 엄청나게 많은 미생물이 모여 살면서, 우리 건강에 중요한 영향을 미쳐요. 과학자들은 이 미생물들 집단을 '마이크로바이옴(Microbiome)'이라고 불러요. 장내 미생물들은 소화를 돕고 면역력을 키웁니다. 뿐만 아니라 비만과 당뇨, 심지어 정신 건강을 좌우하기도 해요. 말하자면 마이크로바이옴은 단순히 장 속 세균이 아니라 우리 몸과 함께 살아가는 보이지 않는 '동반자'인 셈이에요.

손가락 지문이 사람마다 다르듯이 우리 몸속에 있는 미생물 패턴도 모두가 다 다르다고 합니다. 2024년 3월 스탠퍼드대학교 연구팀은 86명의 참가자를 대상으로 6년 동안 추적 관찰하여 사람마다 장, 피부, 구강(입), 비강(코) 등 4개 부위의 미생물 구성이 고유한 패턴을 가지고 있으며, 이 미생물 패턴은 장기간에 걸쳐 안정적으로 유지된다는 연구 결과를 발표했어요. 마이크로바이옴이 마치 '생체 신분증'과도 같아서 몸속 미생물 패턴을 분석하면 특정 질병을 예측할 수도 있다고 합니다. 특히 연구에서는 인슐린 저항성이 있는 사람들의 피부 미생물이 다르다는 것도 밝혀졌어요. 미래에는 혈액 검사 대신 '미생물 검사'로 당뇨병 같은 질병을 예측할 수도 있을 거예요.

혹시 시험 기간에 배가 아팠던 경험 있나요? 장 속 미생물이 스트레스에도 영향을 미쳐서 장이 예민해지기도 해요. 우리 몸에는 '장-뇌 축(Gut-Brain Axis)'이라고 하는 연결 시스템이 있어서 장과 뇌가 서로 영향을 주고 받고 있지요. 2024년 6월, 로스앤젤레스 캘리포니아대학교(UCLA) 연구팀은 스트레스에 잘 대처하는 사람들의 장 속 미생물 군집을 조사했어요. 회복 탄력성이 높은 사람들, 즉 변화를 긍정적으로 받아들이고 곧바로 안정감을 되찾는 사람들은 특정 미생물이 많다는 사실을 발견했지요. 다시 말해, 회복 탄력성이 높은 사람들의 장내 미생물은 염증을 줄이는 데 도움이 되고, 장의 보호막 역할을 하는 장벽도 튼튼히 만들어 주는 성질을 가졌다는 거예요. 이처럼 장 속 미생물은 단지 소화에만 관여하는 게 아니라, 뇌의 감정 조절에도 영향을 미칠 수 있다는 점이 놀랍지 않나요? 앞으로는 마이크로바이옴을 조절해서 스트레스 조절, 우울증 예방도 가능해질 날이 곧 올 거예요.

감기에 심하게 걸리면 '항생제(antibiotic)'를 처방받아 복용하기도 하지요. 하지만 요즘 '항생제 내성(superbug)' 문제가 심각해지면서 새로운 치료법이 필요해졌어요. 2024년 11월, 벨기에를 중심으로 한 국제 연구팀은 '박테리오파지(bacteriophages)'를 이용해, 항생제 내성균 감염을 61.3퍼센트 줄이는 데 성공했어요. 바이러스는 기본적으로 다른 세포의 물질을 이용해 증식한 뒤 숙주 세포를 파괴하고 다음 숙주를 찾는 방식으로 살아가요. 이 가운데 숙주가 박테리아인 경우를 박테리오파지라고 하는데, 박테리아를 먹는다는 뜻이에요. 놀랍게도 박테리오파지는 인간이나 동물의 세포에는 전혀 영향을 미치지 않고, 오직 해로운 세균(박테리아)만을 공격합니다. 장 질환을 일으키는 '나쁜 균'만 골라 죽이는 파지 칵테일도 얼마 전에 개발됐어요. 앞으로는 항생제 대신 '미생물 치료제'를 사용할 수도 있겠지요.

장내 미생물을 조절해 질병을 예방하거나 치료하는 방법이 개발될 가능성이 커졌어요. 유전자 기술은 이제 단순히 내 몸의 유전자만 분석하는 것이 아니라, 우리 몸 안의 미생물 생태계까지 연구하는 시대로 발전하고 있습니다.

유전자 기술이 열어가는 미래

유전자 기술은 의료를 개인 맞춤형으로 변화시키며, 단순히 병을 치료하는 것을 넘어 예방과 건강 관리까지 확장되고 있어요. 미국 국립보건원(NIH)의 '정밀 의학 추진 계획(Precision Medicine Initiative)' 처럼 유전자, 생활 습관, 환경 정보를 종합해 가장 적합한 치료법을 연구하는 프로젝트들이 점점 더 많아지고 있죠.

이처럼 유전자 기술은 빠르게 발전하고 있지만, 해결해야 할 과제들도 여전히 많아요. 먼저, 유전자 데이터를 정확하게 해석하는 일이 중요해요. 검사 결과에서 특정 유전자 변이가 발견되었다고 해서 반드시 그 질병이 생기는 것은 아니에요. 오히려 데이터를 제대로 이해하지 못하면 환자들에게 불필요한 불안감이나 혼란을 줄 수 있지요. 따라서 유전자 데이터를 해석하고 정보를 전달하는 의료진의 전문성과 책임감이 매우 중요해요.

또 하나의 과세는 윤리석 문제와 정보 보호예요. 유전자 정보는 개인의 민감한 정보이기 때문에, 이 정보가 유출될 경우 개인의 사생활이 심각하게 침해될 수 있어요. 더 나아가 보험사나 기업이 이 정보를 악용해 차별을 조장하거나 특정 집단을 소외시키는 상황이 생길 수도 있지요. 그래서 유전자 정보를 안전하게 관리할 수 있도록 법적·제도적 장치가 확실하게 마련되어야 해요.

뿐만 아니라 의료 접근성의 문제도 간과할 수 없어요. 첨단 기술을 이용하려면 비용이 많이 들기 때문에, 선진국과 저개발국 사이의 격차가 더 커질 수 있고 소득 수준에 따른 의료 불평등 문제도 더 심각해질 수 있어요. 그래서 모든 사람이 이런 기술의 혜택을 누릴 수 있도록 접근성을 높이는 방안과 제도적인 뒷받침이 꼭 필요해요.

그럼에도 불구하고 유전자 기술이 의료의 흐름을 바꾸고 있다는 건 분명한 사실이에요. 이제 우리는 '모든 사람에게 똑같이 적용되는 치료'가 아니라 '나에게 딱 맞는 치료'를 받을 수 있는 시대를 맞이하고 있어요. 질병을 조기에 발견하고 맞춤형 치료와 예방으로 더 건강한 삶을 누리는 일은 더 이상 먼 미래의 이야기가 아니라, 지금 우리 앞에 펼쳐지고 있는 변화예요. 앞으로 유전자 기

술이 우리 삶을 어떻게 더 나은 방향으로 이끌어갈지, 기대되지
않으세요?

- 유전자 검사를 받고 나서 한 달 뒤 병에 걸릴 가능성이 높다'는 결과가 나오면, 생활 습관이나 식습관을 어떻게 바꾸고 싶으신가요?
- 유전자 편집(CRISPR) 기술로 키나 몸무게를 조절하고 지능까지 바꿀 수 있다면, 어디까지 허용해야 할까요?
- 장 속 미생물이 건강뿐만 아니라 감정에도 영향을 준다면, 어떤 음식을 먹어야 더 건강하고 행복해지는 데 도움이 될까요?

센서와 이미징, 마법의 거울이 보여준 세상

2. 놀랍고도 반가운 현대 의료

병원에서 만난 마법의 거울

병원 대기실에서 오랜 시간 기다려 본 적이 있나요? 미국에서는 의사를 만나려면 예약부터가 쉽지 않아요. 어렵게 예약을 잡아도 긴 대기 시간에 지쳐 버리는 경우가 많지요. 그동안 '언제 내 이름이 불릴까?', '내 차례는 언제 오지?'라는 생각만 하며 초조하게 기다려야 했죠. 그런데 만약 병원 대기실에 '마법의 거울' 같은 기기가 있다면 어떨까요?

2025년 소비자 전자제품 전시회(CES)에서 본 이 거울은 단순한 거울이 아니라 얼굴과 몸 상태를 분석해 건강 정보를 실시간으로 알려주는 장치였어요. 거울 앞에 서기만 하면 '오늘 피부 톤이 살짝 어둡네요. 피곤하시죠?', '심박수가 평소보다 빠르네요. 혹시 긴장하셨나요?' 같은 메시지를 띄워줘요. 마치 동화 속 마법 거울처럼요. 내부에는 카메라와 센서가 장착되어 있어서 얼굴의 혈류 변화를 감지하고 심박수나 스트레스 지수 같은 기본적인 건강 상태

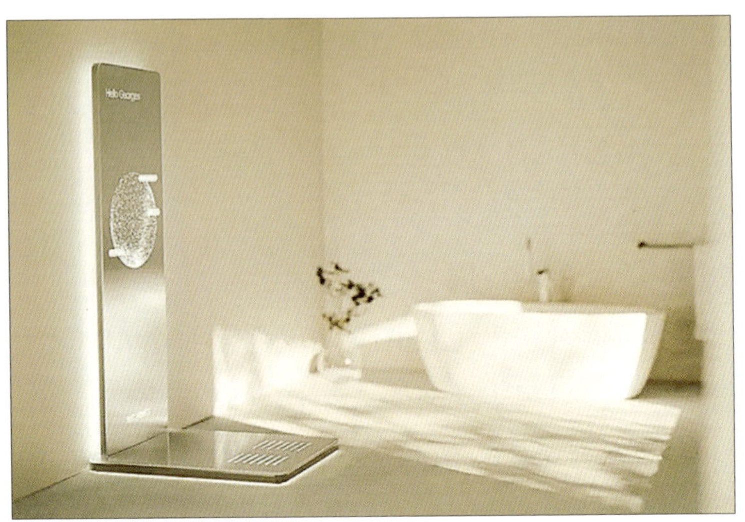

거울 앞에 서는 것만으로 간단한 건강 검진을 하는 '옴니아 미러'.

를 측정해 준다고 해요.

프랑스 기업 위딩스가 만든 이 '옴니아 미러'는 거울 앞에 서는 것만으로 간단한 건강 검진을 해 줍니다. 3D 스캐너가 체형을 분석해 체중은 물론 근육과 지방의 비율까지 알려 주죠. 거울 하단의 금속 부분에 손가락을 대면 30초 만에 심전도 검사를 완료합니다. 만약 심장 박동이 불규칙하다면 경고음으로 알려 주지요.

캐나다 누라로직스가 만든 '매직 미러'도 얼굴 스캔만으로 건강을 진단해요. 30초 동안 카메라에 얼굴을 비추면 피부 아래 혈

   미래 세대를 위한 의료 기술 문해력

류 패턴을 분석해 혈압과 심박수, 스트레스 지수 등 100가지 이상의 건강 지표를 측정할 수 있죠. 이 기술은 피부 깊숙이 숨은 정보를 읽어 내고, 4만 명 이상의 데이터로 학습한 인공지능(AI)은 당뇨병과 심혈관 질환 위험을 80~89퍼센트 정확도로 예측할 수 있어요. 더 놀라운 것은 우울증 탐지 기능이에요. 얼굴 표정의 미세한 변화와 피부색을 분석해 초기 증상을 80퍼센트 정확도로 찾아내죠. 하지만 우울증 평가 기능은 아직까지는 참고용이며, 조명이나 화장에 따라 오류 가능성이 있어 결과가 달라질 수 있다는 점이 아쉬워요.

이런 기술이 주목받는 이유는 건강 관리의 접근성을 높여주기 때문이에요. 이제 병원에서 환자가 긴 대기 시간 동안 지루하게 스마트폰만 보며 기다리는 대신, 자신의 건강 상태를 확인하고 의사와의 상담을 준비하는 유익한 시간으로 활용할 수 있겠죠. 의료진도 환자가 진료실에 들어오기 전 환자 상태를 미리 파악할 수 있어 보다 효율적으로 진료할 수 있을 거예요.

더 나아가 이런 기술이 병원뿐 아니라 우리의 일상 공간으로 자연스럽게 확장된다면, 건강 관리의 방식 자체가 달라질 거예요. 매일 아침마다 거울 앞에 서서 간편하게 컨디션을 확인하고 심박수나 스트레스 지수 등 다양한 건강 정보를 한눈에 볼 수 있다면, 몸의 작은 이상 신호도 놓치지 않고 챙길 수 있겠죠. 앞으로는 거울 앞에 서는 그 시간이 내 건강을 지키는 중요한 아침 습관으로 자리 잡게 될지도 모릅니다.

병원에서 활약하는 첨단 센서들

병원에 가면 수많은 의료 장비가 곳곳에서 '삐-삐' 소리와 함께 작동하는 모습을 볼 수 있어요. 그런데 우리가 쉽게 지나치는 이 장비들 속에는 사실 첨단 센서 기술이 숨어 있어요. 이 기술들은 환자의 안전을 지키고 의료진이 더 정확하고 효과적으로 치료할 수 있도록 돕는 중요한 역할을 해요. 보이지 않는 곳에서 조용히, 하지만 끊임없이 의료 현장의 혁신을 이끌고 있는 거죠. 그렇다면 병원에서는 어떤 첨단 센서들이 활약하고 있을까요?

병실에 들어서면 가장 먼저 눈에 띄는 것이 생체 신호 모니터링 장치예요. 24시간 깨어 있는 보호자인 셈이죠. 디지털 헬스케어 전문 기업 시어스(SEERS)의 '환자 중앙 감시장치(PCMS)'는 몸에 착용하는 웨어러블 센서를 통해 심전도(심장의 전기 신호), 혈압, 호흡수, 체온 등을 실시간으로 모니터링하며 이상 징후가 발생하면 의료진에게 자동으로 알림을 보내요. 이는 위급 상황에서 의료진이 빠르게 대응하는 데 중요한 역할을 해요. 최근에는 비접촉 기술도 눈에 띄게 발전하고 있어요. 또 다른 디지털 헬스케어 스타트업 딥메디(Deepmedi)가 개발한 AI 기반 비접촉 혈류 측정 기술은 몸에 아무것도 붙이지 않아도 스마트폰 카메라만으로 혈압과 산소 포화도를 측정할 수 있어요. 이런 혁신적인 기술 덕분에 병원에 가지 않아도 집에서 휴대폰만 켜면 건강 상태를 손쉽게 확인할 수 있게 된 거예요. 정말 놀랍지 않나요?

수술실 안 첨단 센서는 아주 정교한 손길을 가지고 있어요. 의료 분야에서 센서 기술의 발전은 수술의 정밀성과 안전성을 혁신적으로 높이고 있지요. 수술 중에는 작은 실수 하나도 환자의 회복과 생명에 큰 영향을 미칠 수 있기 때문에 많은 의료진이 협력하여 정확성을 높이려 노력하죠. 최근에는 로봇과 첨단 센서 기술이 의료진을 도와 더욱 정밀한 수술이 가능해졌어요.

'다빈치 로봇 수술 시스템(Da Vinci Surgical System)'은 초고해상도 3D 카메라와 정밀한 로봇 팔을 이용해 수술의 정밀도를 극대화하는 최첨단 기술이에요. 외과 의사의 손 떨림을 보정하고, 기존보다 훨씬 섬세한 절개를 가능하게 해 주어요. 특히 이 로봇에는 외과 의사가 조작하는 힘을 정밀하게 측정하고 미세한 압력 차이까지 감지할 수 있도록 도와주는 센서가 내장되어 있어서 신경이나 혈관처럼 민감한 조직을 다룰 때 더욱 안전하고 정밀한 수술을 할 수 있습니다. 실제로 2023년, 뉴욕 메모리얼 슬론 케터링 암센터(Memorial Sloan Kettering Cancer Center)에서는 이 다빈치 로봇을 이용해 복강경 전립선 절제술을 진행했어요. 기존에는 의사가 작은 절개 부위를 통해 수술 기구를 삽입하고 직접 손으로 기구를 조작하며 수술했지만, 이젠 로봇 수술을 통해 훨씬 더 정밀하고 안정적인 조작이 가능해졌죠. 이 로봇 수술로 환자의 출혈이 감소하고 회복 기간이 단축되었을 뿐 아니라 합병증 발생률도 낮아졌다고 해요.

수술 중에 외과 의사들은 실시간으로 컴퓨터 단층촬영(CT)이나 자기공명영상(MRI)를 확인해야 하는 경우가 많아요. 하지만 수술실은 철저한 멸균 환경을 유지해야 해서 의사가 직접 컴퓨터나 마우스를 만지는 것은 감염 위험 때문에 쉽지 않아요. 이를 해결하기 위해 스위스 제네바 대학병원(Geneva University Hospital, HUG)에서는 움직임을 감지하여 반응하는 모션 센서(motion sensor)를 기반으로 한 비접촉 영상 조작 시스템을 도입했어요. 이 시스템은 의사가 손짓만으로 수술 중 CT나 MRI 영상을 확대하거나 회전할 수 있도록 도와줘요. 마치 SF 영화 속 장면처럼 터치 없이도 의사가 수술 중 허공에 손을 휘저으며 필요한 영상을 자유롭게 조작할 수 있는 거예요. 감염 예방 효과와 신속하고 효율적인 수술이 이루어질 뿐 아니라, 수술의 연속성이 유지되면서 의료진의 집중력이 향상되는 효과도 나타났어요.

병원에서는 환자가 갑자기 넘어지는 낙상 사고가 종종 발생해요. 특히 노인 환자에게는 아주 위험한 사고가 될 수 있죠. 작은 낙상이라도 뼈가 부러지는 큰 부상으로 이어질 수 있고, 회복하는 데도 오랜 시간이 걸리기 때문이에요. 이런 낙상 사고를 막기 위해 최근 여러 병원에서는 AI 기반 영상 분석 기술과 압력 센서를 활용한 스마트 낙상 예방 시스템을 도입했어요. 이 시스템은 병실과 복도 곳곳에 설치된 센서가 환자의 움직임을 실시간으로 감지하고, 위험한 움직임이나 이상 행동이 포착되면 즉시 의료진에게 경고 신호를 보내요. 또한 침대에 설치된 압력 센서는 환자가 몸을 일으키는 순간 이를 감지하고, 넘어질 위험이 있는 경우 간호사에게 자동으로 알림을 보내죠. 이러한 스마트 낙상 예방 시스템의 도입으로 의료진은 병실을 일일이 돌아다니지 않아도 환자의 움직임을 보다 효과적으로 모니터링할 수 있게 되었어요. 그 결과, 실제로 낙상 사고에 대한 대응 시간도 크게 줄어들었고 환자가 더 안전하게 보호받을 수 있게 되었답니다.

병원에서 일어날 수 있는 가장 위험한 실수 중 하나는 약을 잘못 주는 일이에요. 약을 너무 많이 주거나 시간을 놓쳐서 제때 주지 못하면 환자의 건강에 심각한 문제가 생길 수 있거든요. 그래서 요즘 병원에서는 이런 실수를 막기 위해 '자동 약물 투여 시스템'을 도입하고 있어요. 이 시스템은 사람 대신 기계가 정해진 시간과 정확한 양의 약을 자동으로 투여해 주는 장치예요. 미국의 존스 홉킨스 병원(Johns Hopkins Hospital)에서는 사물인터넷(IoT) 기술을 활용한 '스마트 인퓨전 펌프(Smart Infusion Pump)'라는 장비를 사용하고 있어요. 이 주입 펌프는 환자의 상태를 실시간으로 모니터링하면서, 약물이나 수액을 정해진 시간과 용량에 맞춰 자동으로 정확하게 투여하고, 전자건강기록(EHR) 시스템과 연동되어 있어 의료진이 입력한 처방과 다르게 약물이 투여될 경우 즉시 경고 알림이 울려요. 이 기술이 도입된 뒤로 약물 투여 실수가 크게 줄었고, 환자들도 더 안전하게 치료받을 수 있게 되었어요. 정말 든든하지요?

병원에 오래 입원해 있는 환자늘에게 가장 흔하게 생기는 문제 중 하나는 바로 욕창이에요. 환자가 오랜 시간 같은 자세로 누워 있으면 몸무게가 눌리는 부위의 혈액 흐름이 막히면서 피부 조직이 괴사하게 되고, 심할 경우 감염으로까지 이어질 수 있어요. 이런 문제를 막기 위해 최근 여러 병원과 요양 시설에서는 압력 센서가 내장된 스마트 매트리스를 사용해 욕창 발생률을 줄이는 성과를 보였어요. 이 스마트 매트리스는 환자의 체압을 감지해 정해진 시간마다 '자세를 바꿀 시간입니다'라는 알림을 의료진에게 전송해요. 또한 환자가 오랜 시간 같은 자세로 있으면 침대의 압력이 자동으로 조정되어 특정 부위의 혈류 차단을 방지해 준답니다.

이처럼 병원 안에 있는 첨단 센서들은 우리가 미처 인식하지 못하는 사이에도 끊임없이 환자의 안전을 지키고 있어요. 낙상 예방, 약물 투여 오류 방지, 욕창 예방 등 여러 영역에서 스마트 기술이 의료진을 보조하면서 환자의 치료 환경을 개선하는 데 기여하고 있지요. 미래에는 AI와 기계학습(Machine Learning)이 더해진 정교한 스마트 시스템이 환자의 상태를 실시간으로 살피고 위험을 미리 감지하는 '예측 의료'가 우리 생활 속에 자연스럽게 자리 잡게 될 거예요.

우리 집에도 의료 센서가 있다면?

병원에서 쓰는 첨단 기술이 내 방에 있다면 정말 좋겠지요? 요즘은 의료 센서가 병원뿐만 아니라 우리 집에서도 널리 활용되고 있어요. 특히 할머니, 할아버지처럼 연세가 있으신 분들에겐 이런 기술이 정말 큰 도움이 돼요. 단순한 편리함을 넘어, 건강과 안전을 지키는 필수적인 도구가 되고 있죠. 미국에서도 원격으로 환자를 살피고, 약물 섭취를 돕고, 넘어짐을 감지하는 등의 첨단 기술이 노인들의 건강을 효과적으로 지원하고 있어요.

원격 환자 모니터링(RPM) 기기는 집에서 혈압이나 혈당을 재면 그 결과를 바로 병원으로 전송해 줘요. 병원에 직접 가지 않아도 의사가 건강 상태를 확인하고 상담해 줄 수 있는 거죠. 특히 심부전이나 당뇨, 고혈압 같은 만성질환이 있는 분들은 매일매일 상태를 체크해야 하잖아요. 이 기기를 쓰면 혈압이나 혈당, 심박수 등 건강 상태를 집에서 간편하게 측정하고, 병원은 그 데이터를 실시간으로 받을 수 있어요. 어렵지 않고 간편해서 어르신들도 쉽게 쓸 수 있어요. 미국에서는 메이요 클리닉(Mayo Clinic)과 의료 기업 CVS 헬스(CVS Health)가 원격 환자 모니터링을 적극 도입하고 있어요. 2022년 CVS헬스는 노인의료보험 환자를 대상으로 한 원격 환자 모니터링 프로그램을 운영했는데, 그 뒤로 환자들의 병원 재입원율이 눈에 띄게 감소했다고 보고되었어요. 또한 메이요 클리닉의 연구에 따르면, 심부전 환자의 응급실 방문이 줄었고, 빠르게 치료할 수 있어서 합병증 발생도 많이 줄었다고 해요.

'할머니, 오늘 약 드셨나요?' 아픈 할머니에게 하루하루 이렇게 확인하는 게 쉽지 않죠. 특히 치매를 앓는 어르신들은 약 먹는 걸 깜빡하고 잊는 경우가 많아서 가족들이 항상 신경을 써야 해요. 그런데 이제 '스마트 약물 공급기' 덕분에 걱정을 덜 수 있게 되었어요. 미국에서는 스마트 약물 공급기가 널리 보급되면서 약물 복용 관리가 더욱 체계적으로 이루어지고 있어요. 디지털 헬스케어 서비스를 제공하는 히어로 헬스(Hero Health)의 스마트 약물 공급기는 환자의 처방 정보를 기반으로 정확한 시간에 약을 복용하도록 알림을 보내고, 약을 제때 먹지 않으면 보호자나 의료진에게 즉시 경고를 보내 약 복용을 잊지 않도록 돕고 있답니다.

노인들에게 가장 위험한 사고 중 하나가 바로 '낙상', 즉 넘어지는 사고예요. 특히 혼자 있을 때 넘어지면 곧바로 도움을 받기 어려워서 골절이나 머리 부상처럼 더 큰 사고로 이어질 수 있어요. 미국 질병통제예방센터(CDC)에 따르면, 65세 이상 노인의 낙상 사고는 한 해 300만 건 넘게 일어나고, 매년 100만 명 이상의 노인이 골절상을 입거나 심각한 부상을 당해 병원에 입원한다고 해요. 숫자로 보니까 정말 심각하죠? 이런 위험을 줄이기 위해 등장한 기술이 있어요. 바로 애플 워치의 낙상 감지 기능이에요. 애플 워치는 가속도계와 자이로스코프 센서를 활용하여 사용자가 넘어지는 순간을 자동으로 감지해요. 2019년, 애플 워치의 낙상 감지 기능 덕분에 67세 남성이 심장마비로 쓰러진 직후 자동으로 911에 연락을 보내 생명을 구한 사례가 있었어요. 낙상이 감지되었는데 사용자가 1분 내에 반응하지 않을 경우, 자동으로 응급 서비스에 신고하는 기능이 있어 노인들에게 매우 유용해요.

예전에는 낙상 사고를 막으려면 몸에 웨어러블 장치를 착용해야 했어요. 그런데 생각해 보세요. 매일 몸에 차고 다녀야 하고, 깜빡하고 벗어 두면 아무 소용이 없잖아요? 바이야 홈(Vayyar Home)은 벽에 부착하는 레이더 센서 방식으로 작동하여 별도의 착용 없이도 낙상을 감지할 수 있어요. 이 센서는 낙상 후 환자가 움직이지 않는 상태가 일정 시간 지속되면 즉시 보호자나 응급센터에 자동 연락을 보내 신속한 대응이 가능하게 하지요. 2023년 미국, 영국 등 여러 나라의 요양원이나 실버타운, 일반 가정 등에서 바이

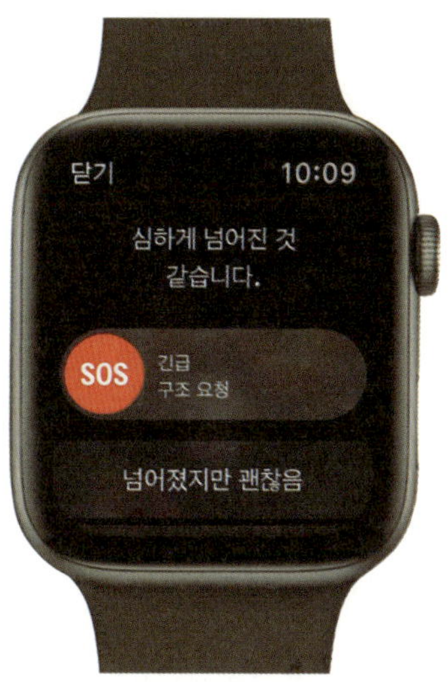

낙상 감지 기능이 있는 애플 워치.

야 홈을 도입한 결과, 낙상 후 즉각적인 응급 조치로 중증 부상률이 크게 감소했다고 해요. 이제 어르신들이 혼자 계셔도 갑작스러운 낙상 사고에 빠르게 대응할 수 있어 한결 안심할 수 있는 환경이 되었어요.

'코를 너무 많이 고는데 괜찮은 걸까요?' 코골이와 수면 무호흡증(Sleep Apnea)은 단순한 잠버릇이 아니라 건강에 큰 영향을 줄 수 있는 중요한 신호예요. 특히 수면 중 호흡이 반복해서 멈추는 수면 무호흡증은 본인은 느끼지 못해도 심장질환, 뇌졸중, 기억력

저하 등으로 이어질 수 있어요. 문제는 이런 증상이 있어도 대부분 자신이 수면 무호흡증을 겪고 있는지조차 모른다는 점이에요. 미국 수면 연구 협회(American Academy of Sleep Medicine)에 따르면, 미국 65세 이상 노인의 절반 이상이 수면 무호흡증을 겪고 있지만, 상당수가 진단을 받지 못하고 있다고 보고되었어요. 그래서 등장한 기술이 '위딩스 슬립(Withings Sleep)'의 수면 모니터링 시스템이에요. 위딩스 슬립은 매트리스 아래에 센서를 설치해 사용자의 호흡, 심박수, 코골이, 수면 패턴 등을 실시간으로 측정해 수면의 질을 분석할 뿐만 아니라, 수면 무호흡증 여부를 추정해 알려 주는 기능을 갖추고 있어요.

이처럼 다양한 스마트 기술들이 집 안으로 들어오면서, 병원에서만 가능하던 건강 관리가 이제는 우리 일상 속에서도 자연스럽게 이루어지고 있어요. 할아버지와 할머니의 혈압을 매일 체크하거나 깜빡 잊은 약 복용을 대신 챙겨주고, 혹시라도 넘어졌을 때는 바로 도움을 요청할 수 있는 환경이 갖춰진 거죠. 심지어 잠자는 동안에도 센서가 숨소리와 몸의 움직임을 기록해 건강 상태를 살펴줘요. 이런 기술은 어르신들도 혼자서 안전하고 독립적인 생활을 유지할 수 있게 해 줘요. 이제 의료 기술은 병원의 벽을 넘어서 언제 어디서든 누군가 내 건강을 살피고 있다는 든든한 안도감으로 우리 삶 깊숙이 스며들고 있습니다.

의료의 미래를 바꾸는 센서와 이미징 기술

센서와 이미징 기술이 발전하면서 질병 진단과 치료 방식도 크게 바뀌고 있어요. 이제 몸속을 들여다보는 일도, 질병을 조기에 발견하는 일도 더욱 정교해지고 있죠. MRI, CT, 초음파 같은 영상 기술 덕분에 우리는 몸속을 정밀하게 확인할 수 있어요. 최근에는 훨씬 정교해진 3D 유방 조영술이 개발되면서 유방암을 더 빨리 발견할 수 있게 되었어요. 유방 조직을 여러 각도에서 촬영해 기존 검사보다 더 정확한 결과를 제공한다고 해요. 또한 휴대용 초음파 기기가 등장하면서 집에서도 간편하게 몸 상태를 확인할 수 있는 시대가 열리고 있어요. 과거에는 병원에서 초음파 검사를 받으려면 예약을 하고 기다려야 했지만, 이제는 스마트폰과 연결해 손쉽게 건강을 체크할 수 있는 기술이 나오고 있죠.

이처럼 환경 센서는 우리의 주변 환경을 건강하고 안전하게 유지하며, 병원과 가정에서 우리의 삶을 더 나은 방향으로 바꿔 주고 있어요. 앞으로 센서와 이미징 기술이 발전하면, 병원에 가지 않고도 집에서 스스로 건강을 관리하는 방식이 더 다양해지고, 더 정밀해지며, 더 많은 사람들에게 일상적인 일이 될 거예요. 기술이 발전할수록 윤리적 고민과 개인정보 보호 문제도 함께 고려해야겠지만, 분명한 것은 우리의 건강과 삶이 더욱 안전하고 편리해질 것이라는 사실이에요. 이제, 이 놀라운 기술이 만들어 갈 미래를 기대해 보세요!

함께 생각해요!

- 병원 대기실에 '마법의 거울'이 놓여 있다면, 환자들은 어떤 편의를 누릴 수 있을까요?
- 우리 할아버지·할머니 댁에 어느 센서들이 설치되면 가장 유용할지, 직접 아이디어를 떠올려 보세요.

웨어러블, 내 손 안으로 들어온 병원

내 건강 파트너, 스마트워치

어느 날 새벽, 김포공항에서 있었던 일이에요. 지인을 만나러 가던 중이었는데, 잠깐 한눈을 파는 바람에 바닥 턱에 걸려 그대로 '꽈당' 넘어지고 말았어요. 무릎 수술을 받은 지 얼마 되지 않은 터라 순간적으로 너무 아프고 당황해서 혼자 힘으로 일어나기도 쉽지 않았죠. 그때 갑자기 손목에서 '삐삐' 하고 알림 소리가 울렸어요. 그리고 스마트워치 화면에 '심하게 넘어진 것 같습니다'라는 문구와 함께 '긴급 통화'와 '괜찮음' 메뉴가 떴어요. 넘어지는 충격과 움직임을 감지해 자동으로 응급 요청을 할지 물어보는 기능이었죠. 다행히 크게 다치지는 않아서 구조 요청을 보내지 않았지만, 만약 더 심각한 상황이었다면 이 작은 기기가 자동으로 제 위치를 공유하고 도움을 요청했을 거예요. 순간 '정말 이런 기능이 내 몸을 지켜줄 수도 있겠구나!' 하는 생각이 들었죠.

당뇨 판정을 받은 뒤 제가 가장 힘들었던 건 하루에도 몇 번씩 손가락을 찔러 혈당을 체크하는 일이었어요. 주삿바늘을 너무 싫어하는 저는 손가락을 스스로 찔러 채혈을 할 때마다 온몸의 털이 쭈뼛 곤두서는 느낌이 들었어요. 하지만 요즘은 연속 혈당 측정기(CGM, Continuous Glucose Monitoring)를 사용해서 혈당 변화를 확인하고 있죠. 연속 혈당 측정기는 피부에 부착한 센서로 포도당 농도를 측정해 혈당을 실시간으로 측정할 수 있는 기기예요. 동전만 한 크기의 센서를 피부에 붙이면 피를 따로 뽑지 않아도 스마트폰으로 실시간 혈당 수치를 확인할 수 있어서 정말 편리해요.

최근에는 삼성과 애플 같은 스마트워치 회사들이 아예 바늘도, 찌르기도 필요 없는 비침습 방식으로 혈당을 측정하는 기술을 개발하고 있어요. 스마트워치만 차고 있어도 혈당을 측정하고 혈당의 수치 변화를 감지할 수 있게 된다는 거예요. 레이저를 이용해 혈당을 측정하는 방법이나 적외선으로 포도당 분자를 계산하는 등의 방식도 연구하고 있죠. 만약 당뇨병 환자들에게 이 기술이 상용화된다면 매번 손가락을 찌르며 아픔을 참지 않아도 돼요. 혈당 변화를 실시간으로 추적할 수 있을 뿐 아니라 식단 관리와 운동 시간 조절, 조기 당뇨 징후 감지까지 가능해질 거라고 하니 기대가 커질 수밖에 없겠지요.

이처럼 웨어러블 기기는 단순한 전자 기기를 넘어서 우리의 건강과 안전을 지켜주는 '건강 파트너'가 되어 가고 있어요. 걸음 수를 측정하는 기능부터 심장 박동과 체온을 모니터링하는 기능, 수면과 식생활 습관을 분석해 개선하는 기능, 넘어짐을 감지해 긴급 구조 요청을 하는 기능까지, 다양한 헬스케어 기능을 갖춰 나가고 있어요.

스마트 헬스가 만드는 일상 속 변화

요즘에는 멘탈 케어(Mental Care) 앱을 통해 마음 건강을 스스로 점검하고, 간단한 스트레스 해소 방법을 배울 수 있어요. 시험이나 발표를 앞두고 긴장할 때, 스마트워치가 심박수 상승을 감지하고 '심호흡 하세요'라고 알림을 보내면 잠시 숨을 고르고 마음을 진정시킬 수 있게 돼요. 이런 기능은 명상 앱과 연동되어 간단한 호흡 운동이나 짧은 휴식을 통해 긴장을 줄이는 데 도움을 받을 수 있어요. 또한 기분 기록 앱을 이용해 하루 감정을 기록해 보면, 스스로 감정 패턴을 분석하고 스트레스가 쌓이는 시기를 미리 파악할 수도 있죠. 이렇게 작은 변화들이 쌓이면 우리는 점점 스트레스를 다루는 힘을 키워 나갈 수 있답니다. 스마트 헬스 기술은 몸뿐 아니라 마음까지 돌보는 일상을 만들어 주고 있어요.

운동을 즐기는 사람이라면 스마트폰은 훌륭한 운동 파트너가 되기도 합니다. 축구, 농구, 육상 등 다양한 종목을 즐기면서 신체 활동 기록과 심박수 변화를 앱으로 추적해 볼 수 있지요. 예를 들어 축구를 하는 학생들은 '스트라바(Strava)' 앱을 이용해 경기 중 뛴 거리와 속도를 기록하고 분석할 수 있어요. 실제로 한 고등학교 축구팀은 훈련을 마친 뒤에 스트라바 데이터를 공유하며, 선수별 평균 이동 거리와 스프린트(목표 달성을 위한 집중 기간) 횟수를 비교해 훈련 강도를 조절한 사례가 있어요. 또한 달리기를 좋아하는 학생들은 '런데이(Runday)' 같은 러닝 앱을 활용해 매일 뛰는 거리를 기록하며 점진적으로 체력을 향상시킬 수 있어요. 한 중학생은 처음에는 1킬로미터를 뛰기도 힘들었지만, 런데이 앱을 통해 꾸준히 훈련을 하면서 3개월 만에 5킬로미터를 완주할 수 있었다고 해요. 이렇게 수치로 변화를 확인하면 운동에 대한 동기가 더 커지고, 친구들과 '만보기 챌린지'를 진행하는 경우도 많아요. 미국의 한 고등학교에서는 학생들이 앱을 활용해 일주일 동안 가장 많은 걸음을 걸은 사람에게 선물을 주는 챌린지를 했어요. 이처럼 다양한 운동 기록 앱을 활용하면 자신의 운동 습관을 보다 체계적으로 관리할 수 있고, 친구들과 함께 도전하는 즐거움을 더할 수도 있어요.

스마트폰이 공부에 방해만 된다고 생각하나요? 잘만 사용하면 공부에 큰 도움이 될 수 있어요. 하루 동안 공부한 시간과 휴식을 취한 시간, SNS를 사용한 시간을 시각적으로 보여주는 앱을 이용하면, 내가 시간을 어떻게 쓰고 있는지 알 수 있어서 시간을 더욱 효율적으로 관리할 수 있죠. 많은 학생들이 사용하는 '포레스트(Forest)' 앱은 집중력을 높이는 데 정말 유용해요. 이 앱은 공부할 시간을 설정하면 가상의 나무가 자라나고, 설정한 시간이 끝나기 전에 스마트폰을 사용하면 나무가 시들어 버려요. 실제로 한 고등학생은 공부 중에 자주 스마트폰을 확인했지만, 포레스트 앱을 사용한 뒤부터 '나무를 키운다'는 목표 덕분에 하루 4시간 이상 집중하는 습관을 만들었다고 해요. 또한, '타이드(Tide)' 같은 앱은 뽀모도로 기법(25분 집중 + 5분 휴식)을 적용해 공부 시간을 효과적으로 관리할 수 있도록 도와줘요. 한 대학생은 타이드 앱을 이용해 하루 8개의 뽀모도로 세션을 목표로 세웠고, 이 방식을 꾸준히 실천한 결과 학기 말 시험에서 성적이 크게 향상되었다고 해요. 혹시 '오늘 SNS를 너무 많이 한 것 같아'라는 생각이 든 적 있나요?

그럴 땐 '모멘트(Moment)' 앱을 활용해 봐도 좋아요. 어떤 중학생은 이 앱을 사용해 자신의 SNS 사용 시간을 체크한 후, 하루 평균 4시간이던 스마트폰 사용 시간을 2시간으로 줄이는 데 성공했어요. 이처럼 공부 시간을 기록하고 스마트폰 사용 패턴을 분석하면, 더 효율적으로 시간을 관리하고 집중력을 높일 수 있어요.

'편도선이 부었는데 꼭 병원에 가야 할까?' 예전에는 이런 증상이 생기면 직접 병원을 방문하거나, 그렇지 않으면 참을 수밖에 없었지요. 하지만 이제는 스마트폰 하나만 있으면 원격 진료 앱을 통해 의사와 화상 통화를 하거나 증상을 상담할 수 있어요. 미국에서는 '텔라닥(Teladoc)'이라는 원격 진료 앱이 널리 사용되고 있답니다. 한 대학생이 갑작스럽게 감기 증상을 느꼈지만, 기숙사 근처 병원이 멀어 방문이 어려웠어요. 그는 텔라닥을 통해 의사와 영상 통화를 하며 증상을 설명했고, 의사는 '심각한 상태는 아니니 처방받은 감기약을 복용하고 충분한 휴식을 취하라'는 조언과 함께 처방전도 바로 전송받았대요. 이 학생은 약국에서 바로 약을 받아 복용하며 빠르게 회복할 수 있었어요.

우리나라에서도 원격 진료가 점점 확대되고 있어요. 코로나19 팬데믹 당시, 한국 정부는 원격 진료를 한시적으로 허용했고, 처음

3년 동안 약 1,379만 명의 비대면 진료가 이루어졌어요. 70대 어르신은 고혈압과 당뇨 관리를 위해 원격 진료를 받으며 정기적으로 혈압과 혈당을 측정하고 의사에게 데이터를 전송하는 방식으로 치료를 받았어요. 병원을 방문할 필요 없이 집에서 의사의 지시를 따르며 건강을 관리할 수 있어 매우 편리하다는 평가를 받았어요. 특히 고령자나 이동이 불편한 환자, 도서·산간 지역 거주자들에게 원격 진료는 의료 접근성을 높이는 훌륭한 해결책이에요. 이처럼 원격 진료는 시간과 이동의 부담을 줄이고, 더 많은 사람들이 편리하게 의료 서비스를 받을 수 있도록 돕고 있어요.

스마트폰 시대, 건강과 개인정보를 지키는 디지털 생활

스마트폰 안에는 우리가 모르는 사이에 정말 많은 개인정보가 담겨 있어요. 내가 어디를 다녔는지 알 수 있는 위치 정보, 누구랑 통화했는지가 남아 있는 통화 기록, 무엇을 검색하고 어떤 사이트를 방문했는지 보여주는 검색과 방문 기록, 그리고 무엇을 사고 결제했는지까지 전부 스마트폰 속에 저장돼 있어요. 특히 요즘은 건강을 챙기기 위해 스마트폰을 자주 활용하잖아요? 운동 기록, 식습관, 수면 정보, 건강 상태 같은 내 몸에 대한 정보까지 스마트폰에

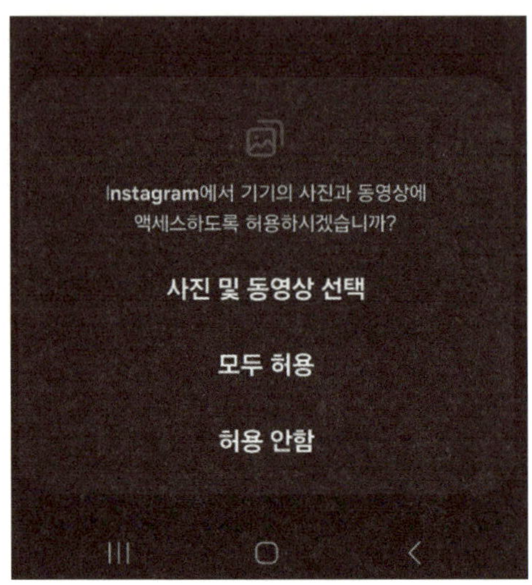

인스타그램 앱의 접근 권한 요청 알림창 모습.

차곡차곡 쌓이게 되죠. 그런데 이런 정보가 다른 사람에게 노출되거나 유출이 된다면 어떨까요?

실제로 미국의 한 고등학생이 운동 기록 앱을 사용하다가 개인 정보가 유출되어 불쾌한 일을 겪었어요. 그 학생은 매일 아침 달리기를 하는 습관이 있었는데, 그때마다 자신이 뛴 경로를 기록하고 SNS에 공유했어요. 그런데 어느 날 갑자기 낯선 사람이 그 경로를 따라 자신을 뒤쫓아오는 일이 벌어진 거예요. 자신의 위치와 이동 경로가 그대로 노출된 걸 깨달은 뒤, 그 학생은 앱의 위치 공유 기능을 비활성화하고, 개인정보 보호 설정을 강화하는 방법을 배웠다고 해요.

앱을 설치할 때 '기기의 사진과 동영상에 액세스하도록 허용하시겠습니까?', '마이크 사용을 허용하시겠습니까?' 같은 알림창이 뜨는 걸 한 번쯤 본 적 있을 거예요. 대부분은 습관처럼 '허용'을 누르기 쉽지만, 이렇게 접근할 수 있는 권한을 요청한다면 왜 그러한 권한이 필요한지 한 번 더 생각해 보는 게 중요해요. 모든 권한을 다 허용할 필요는 없어요. 앱 기능을 활용하기 위한 최소한의 권한만 부여하는 것이 좋아요. 특히 위치 정보 권한에 대해서는 더욱 신중해야 하죠. 위치 정보를 통해 개인 정보를 추적하거나 광고 목적으로 이용될 수도 있기 때문이에요. 스마트폰 잠금 비밀번호와 앱·계정 로그인 비밀번호는 지문이나 얼굴 인식 같은 생체 인증 기능과 함께 설정하면 보안이 훨씬 강해지죠. 중요한 계정에는 이중 인증(2단계 인증)을 설정해 두면 혹시 비밀번호가 유출되더라도 한 번 더 본인 인증을 해야 하기 때문에 훨씬 안전해요.

또 한 가지 짚고 넘어가야 할 점은 스마트폰 중독 문제입니다. 스마트폰이 우리 생활을 편리하게 만들어주는 건 분명하지만, 중요한 건 '어떻게 사용하느냐'예요. 요즘 밤늦게까지 게임이나 SNS

에 빠져 있는 사람들이 많아요. 특히 많은 학생이 스마트폰을 밤 늦도록 사용하다가 새벽에야 잠들곤 하는데요. 이런 습관이 계속 되면 낮 시간에 집중력이 떨어지면서 학업 스트레스가 쌓이게 되죠. 그래서 먼저, 내가 스마트폰을 어떻게 쓰고 있는지 스스로 돌아보는 게 중요해요. '하루에 얼마나 자주 확인하는지', '언제 가장 많이 사용하는지' 등을 한번 생각해 보세요. 혹시 '좀 많이 쓰는 것 같다'는 생각이 든다면, 스마트폰 사용 시간을 제한하는 앱을 활용해 SNS 사용 시간을 줄여 나가는 방법을 추천해요. 자기 전에 스마트폰을 침대에서 멀리 두는 방법도 좋겠지요. 스마트폰은 분명 삶을 편리하게 해 주지만 건강한 사용 습관과 적절한 통제가 꼭 필요해요. '스크린 타임' 같은 화면 사용 시간 관리 기능을 활용해서 공부 시간, 휴식 시간, 스마트폰 사용하는 시간을 균형 있게 나누는 연습을 해보세요. 이런 습관이 쌓이면 훨씬 더 자신감 있는 하루를 만들 수 있어요.

스마트 헬스 기술은 점점 우리 일상 속으로 들어와 변화를 이루어 나가고 있어요. 아직은 시작 단계이지만, 인공지능(AI), 사물인터넷(IoT), 초고속 통신 같은 기술들이 더욱 결합되면 우리의 건강 관리 방식은 지금과는 비교할 수 없을 만큼 혁신적으로 발전할 거예요. 스마트폰 카메라가 AI 운동 코치가 되어 실시간으로 자세를 교정해 주고, 가상현실 기기를 활용한 재활 치료가 보편화되는 미래도 머지않아 다가올 거예요. 이제 중요한 것은 '이 기술을 우리가 어떻게 활용할 것인가'예요. 그냥 재미있는 기능만 쓰면서 단순히 편리함을 즐기는 데 그칠 것인지, 아니면 보다 건강하고 균형 잡힌 삶을 위해 적극적으로 활용할 것인지는 우리 선택에 달려 있어요. 새로운 기술이 등장할 때 그것을 현명하게 받아들이고, 우리의 건강과 행복을 위한 도구로 만들어 가는 것이 중요해요.

함께 생각해요!

- 스마트폰으로 운동, 학습, 멘탈 데이터를 모두 통합 관리한다면, 어떤 점이 가장 기대되나요? 반대로, 이런 방식에 대해 부담스러운 부분은 무엇일까요?
- 스마트폰이 나만의 운동 코치라면 어떤 운동을 스마트 기술과 함께하고 싶나요?
- 원격 진료 앱이 더 발전한다면 병원 대기실 풍경과 의료 접근성이 어떻게 바뀔지 상상해 볼까요?
- 하루 중 언제 스마트폰을 가장 많이 사용하나요? 혹시 스마트폰 사용 습관 중에 바꾸고 싶은 부분이 있나요?

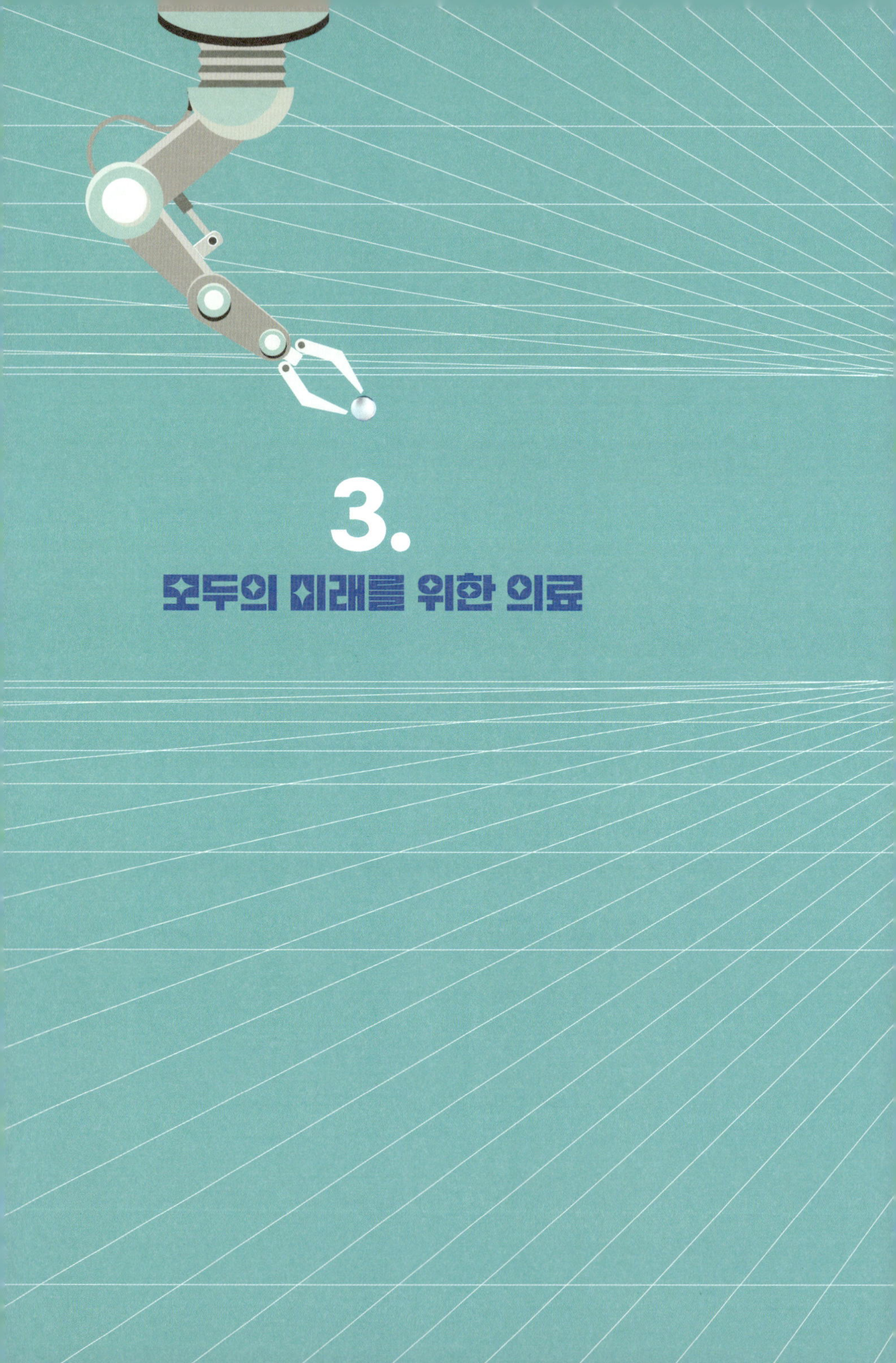
3.
모두의 미래를 위한 의료

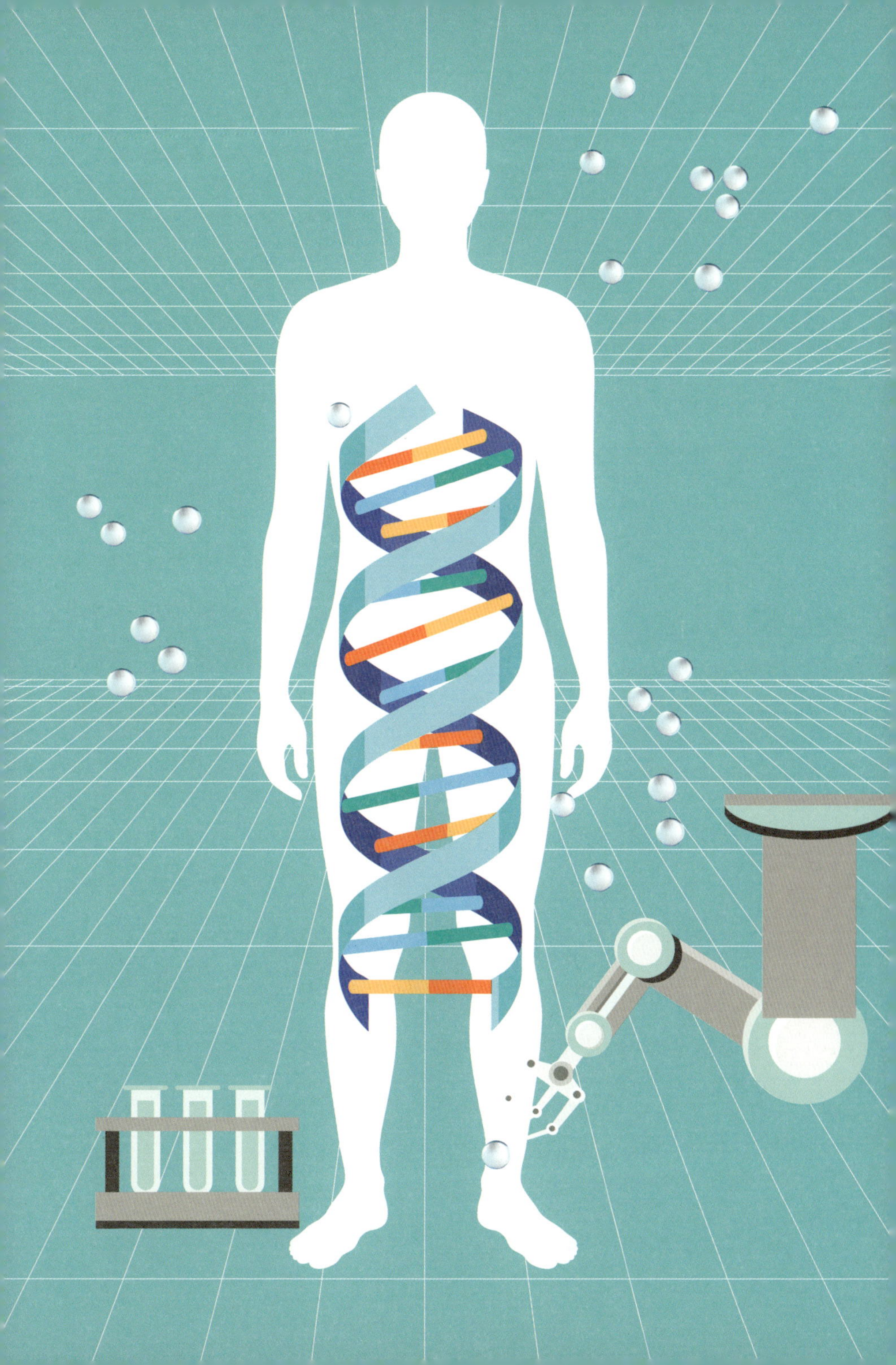

미국 내슈빌 의료 이야기

음악의 도시, 그러나 보이지 않는 현실

미국 테네시주 내슈빌(Nashville)은 컨트리 음악의 도시로 유명해요. 동시에 헬스케어 기업들이 많이 모여 있는 곳이기도 하죠. 한편으로는 빈곤과 범죄 문제가 심각하고 만성질환 환자들이 많아요. 특히 다운타운 근처 북부 내슈빌이 그렇습니다. 밤이면 이따금 총소리가 들릴 정도로 치안이 불안정하고, 주로 흑인과 저소득층 주민들이 거주하는데 당뇨병과 고혈압 같은 질환을 매우 흔하게 가지고 있어요.

이 지역에서는 신선한 과일과 채소를 구하기가 어려워요. 작은 가게들은 대부분 오래 보관할 수 있는 캔이나 인스턴트 식품을 판매하고, 패스트푸드점이 많아서 건강한 식단을 유지하기가 쉽지 않죠. 이렇게 신선한 식자재를 구하기 어려운 지역을 '식품 사막(Food Desert)'이라고 불러요. 사막에서 물이 귀하듯 식품을 구하기 힘들다는 뜻에서 '사막'이란 단어를 붙였지요. 그리고 이 때문에

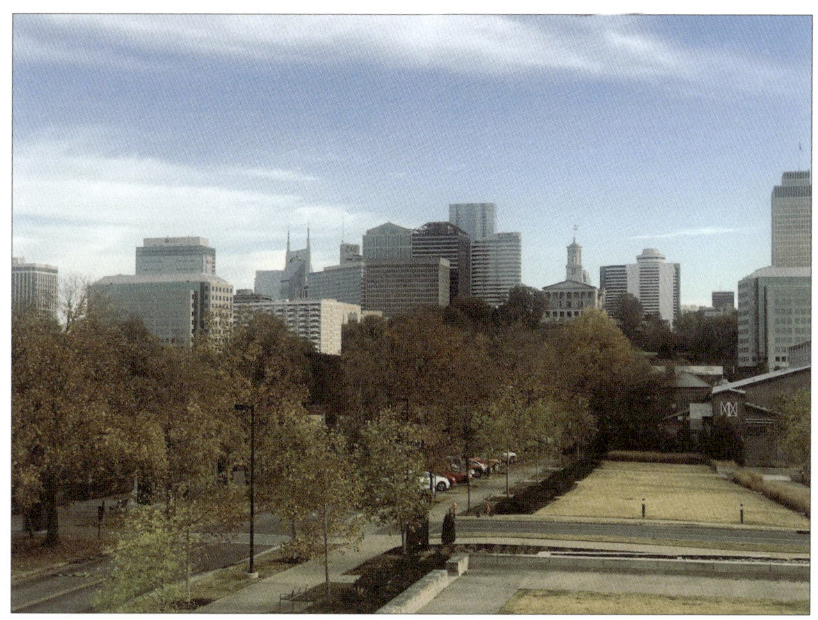

미국 테네시주 내슈빌의 모습.

패스트푸드와 가공식품이 넘쳐나는 곳을 '식품 늪지(Food Swamp)'라고 부릅니다. 늪에 빠진 것처럼 건강한 선택을 하기가 어려운 환경이 만들어지는 거예요. 이런 지역에서는 살기 불편하니까 사람들이 점점 떠나고, 결국 마을이 텅텅 비게 되기도 해요. 문제는 형편이 어려운 사람일수록 이런 곳에 거주할 가능성이 더 높다는 점이에요.

식품 사막에서 만성질환이 심각한 것을 두고 단순히 '운동을 안 하고 자극적인 음식만 먹으니까 그렇지'라고 개인의 문제로 생각할 수도 있어요. 하지만 그것은 결과일 뿐이지 원인은 훨씬 복잡해요. 신선한 식재료를 사려면 멀리 있는 대형 마트까지 가야 하는데, 대중교통이 불편한 북부 내슈빌에서 차가 없는 주민들은 장을 보러 가는 것조차 쉬운 일이 아니에요. 병원에 가고 싶어도 근처에 병원이 없거나 예약도 힘들고 돈도 많이 들다 보니 병을 키운 뒤에야 치료를 받는 경우가 많아요. 게다가 해가 지면 범죄 때문에 밖에서 운동하기도 어렵고, 오래된 주택에는 곰팡이와 해충이 많아 호흡기 질환이 악화되기도 해요. 이런 환경이 계속되면 스트레스가 쌓이고 정신 건강을 해치기도 하지요.

이런 환경적·사회적 요인들이 더해져 질병이 생기고, 그 병을 치료하기도 어렵게 하는 악순환이 발생해요. 개인이 선택을 잘못해서 일어나는 일이 아니에요. 사회적 빈곤이나 사회적 약자의 집중과 고립, 차별 문제들과 얽혀 있어요. 다시 말해 식품 사막은 개인의 문제가 아니라 사회 전체의 문제예요. 의료 문제에 있어서도 마찬가지입니다. 병원에 가기 힘든 구조, 의료비가 너무 비싼 현실 같은 사회적 조건들이 사람들의 건강을 좌우하게 되는 거죠.

커뮤니티 매핑과 음식 약국

'왜 이 지역에 당뇨와 고혈압 환자가 이렇게 많을까?' 어느 날 저는 이런 의문이 생겼어요. 그리고 이 문제를 더 구체적으로 파악하기 위해, 2023년 4월 내슈빌 푸드 프로젝트라는 비영리 단체, 메해리 의과대학(Meharry Medical College) 공중보건학과 학생들, 지역활동가 및 자원봉사자들과 함께 북부 내슈빌에서 식품 접근성 커뮤니티 매핑 프로젝트를 시작했어요. 이 프로젝트는 '우리 동네에서 건강한 식재료를 구하는 일이 얼마나 어려운지'를 주민 스스로 눈으로 확인하고 손으로 기록하는 참여형 조사였어요. 커뮤니티 매핑(Community Mapping)이란 지역 사회 구성원이 사회 문제나 지역의 이슈와 같은 특정 주제에 대한 정보를 현장에서 자발적으로 수집해, 이를 지도로 만들어 공유하고 이용하는 과정을 말해요. 그러니까 말 그대로 '공동체가 함께 만드는 지도'인 거죠.

제가 먼저 한 일은 주민 참여자들과 직접 동네를 돌아다니며 채소나 과일 같은 신선한 식재료를 구입할 수 있는 곳과 패스트푸드점이 몰려 있는 곳, 그리고 식료품 가격은 어떤지, 버스나 지하철 같은 대중교통 접근성은 어떤지 지도에 표시하는 작업이었어요. 또 주민들과 설문조사도 하고 대화도 나누면서, '왜 건강한 식

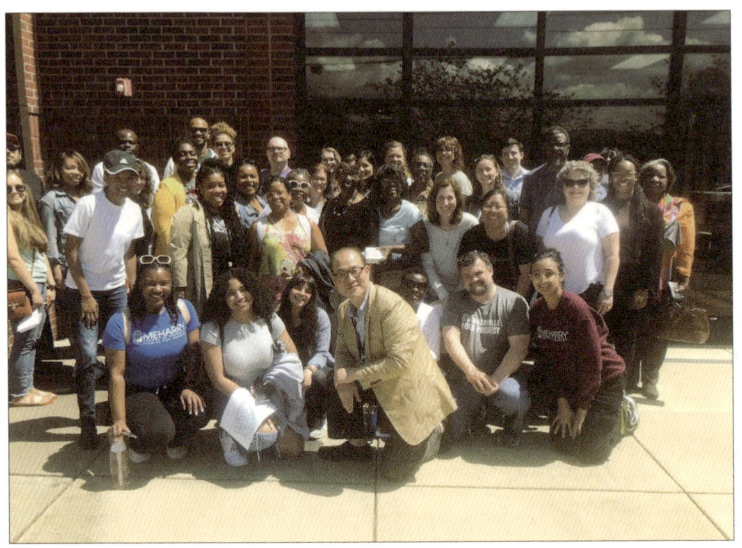

식품 접근성 커뮤니티 매핑 프로젝트를 함께한 비영리 단체 활동가들과 메해리 의과대학 공중보건학과 학생들. 맨 앞 가운데가 임완수 교수.

재료를 사기 힘든지'에 대한 솔직한 이야기들도 들었어요. 이렇게 시각적으로 데이터를 정리하니 건강 불평등이 얼마나 심각한지 한눈에 보였고, 건강한 식재료를 구하기 어려운 지역일수록 만성 질환이 많다는 사실도 명확해졌어요. 특히 많은 주민들이 '차가 없으면 건강하게 장보기는 거의 불가능하다'고 말했고, 가장 가까운 마트까지 한 시간이 넘게 걸리거나 대중교통이 닿지 않는다는 사실도 알 수 있었죠. 현장에서 주민이 직접 참여해서 수집된 정보들은 실시간으로 커뮤니티 매핑 지도(communitymap.net/nashville-food)에 반영되었어요. 그 뒤로 이 지도는 병원, 학교, 지역 단체들이 함께 모여 지역 식품 접근성 문제를 논의하고 개선하기 위한 근거 자료로 활용되었어요. 커뮤니티 매핑은 단순히 문제를 보여주는 지도가 아니라, 주민과 기관이 함께 해결책을 찾아가는 '출발점'이 되었어요.

이 데이터를 바탕으로 병원과 학교, 비영리 단체가 협력해 신선한 채소와 과일을 공급하고 건강 교육을 확대하는 노력을 기울이기 시작했어요.

북부 내슈빌에 있는 '내슈빌 종합병원(Nashville General Hospital)'은 환자의 치료뿐 아니라 생활까지 바꿔 보려는 노력을 하고 있어요. 특히 '음식 약국(Food Pharmacy)'이라는 프로그램을 운영하며 영양 상담을 받은 환자들에게 건강한 식재료를 무료로 제공해요. 신선한 음식을 쉽게 구할 수 없는 환자들에게 치료에 도움을 주는 채소나 과일, 건강한 곡물 등을 제공하는 거죠. 병원에서는 '음식이 곧 약'이라는 철학으로 만성질환을 관리하기 위해 환자들이 건강한 식습관을 실천할 수 있도록 도와 주었어요. 이 프로그램 덕분에 많은 사람들이 '신선한 음식이 몸에 미치는 영향'을 직접 경험할 수 있었고, 스스로 식습관을 개선하려는 긍정적인 변화도 이어지고 있어요.

살아가는 환경이 건강을 위협한다고?

북부 내슈빌 주민들에게는 식품 사막화 말고도 다양한 어려움이 있어요. 앞에서 말했듯이 곰팡이가 피고 해충이 나오는 열악한 주거 환경과 밤에는 총성이 울릴 정도로 불안한 치안 환경 때문에 스트레스가 커요. 대중교통 수단이 부족해서 병원에 쉽게 갈 수도 없고요. 이런 요소들이 모두 건강에 좋지 않은 영향을 미쳐요.

제가 연구하고 있는 공중 보건에서는 이런 환경적 영향을 '엑스포좀(Exposome)'이라는 개념으로 설명해요. 엑스포좀은 '사람이 태어나서 평생 동안 경험하는 모든 환경적 노출의 총합'을 뜻해요. 우리가 숨 쉬는 공기, 마시는 물, 먹는 음식, 걷는 길, 함께 어울리는 사람들과 같은 생활 속 모든 조건이 다 합쳐져서 우리의 건강을 만들어 간다는 거예요. 유전자가 같아도 어떤 환경에서 사느냐에 따라 건강 상태가 달라질 수 있죠. 북부 내슈빌처럼 열악한 환경에서는 개인이 아무리 건강한 생활 습관을 가지려 해도 한계가 있을 수밖에 없죠. 그래서 요즘 공중 보건에서는 개인의 습관만이 아니라 빈부 격차, 교육 수준, 직업 안정성, 차별과 불평등 같은 '사회적 건강 결정 요인(Social Determinants of Health)'까지 함께 고려해 사람들의 건강을 이해하려고 해요.

그렇다면 어떻게 이 문제를 해결할 수 있을까요? 북부 내슈빌에서는 이동형 진료 버스를 운영해서 병원 방문이 쉽지 않은 사람들에게 찾아가 의료 서비스를 제공하거나, 지역 보건소를 확충해 더 많은 사람들이 건강 상담과 치료를 받을 수 있도록 돕고 있어요. 주민들이 신선한 농산물을 직접 구매할 수 있도록 작은 마켓을 열고, 대형 슈퍼마켓 유치를 위한 인센티브를 제공하는 프로젝트도 진행 중이에요. 공원과 운동 시설을 늘리고 치안을 강화하는 노력도 이어지고 있어요.

무엇보다 주민들이 직접 참여해서 변화를 만들어 가는 과정이 중요해요. 그런 방법 가운데 하나가 바로 커뮤니티 매핑이에요. 커뮤니티 매핑을 통해 지역 문제를 파악해서 해결책을 찾고, 필요하면 정부와 협력하는 것이죠. 이러한 작은 변화들이 모이면 결국 지역 사회 전체의 건강을 개선하는 큰 흐름을 만들 수 있어요.

결국 건강은 병원에서 약을 처방받는 것만으로 해결되는 게 아니라는 걸 알 수 있어요. 내가 숨 쉬는 공기, 먹는 음식, 생활하는 환경이 모두 건강을 결정짓는 중요한 요소니까요. 우리가 사는 지역 사회가 건강해야 개인의 건강도 함께 지킬 수 있어요. 지역 구성원 모두가 함께 노력할 때, 더 건강하고 안전한 삶을 만들어 갈 수 있어요.

함께 생각해요!

- 건강은 개인의 책임일까요, 사회의 책임일까요?
- 북부 내슈빌 주민들의 당뇨와 고혈압 문제가 왜 식품 사막, 음식 늪지 현상과 밀접하게 연결되어 있을까요?
- 커뮤니티 매핑이 지역 주민들에게 어떤 변화를 가져다줄 수 있을까요?
- 여러분이 사는 지역에서 건강을 위협하는 요소는 무엇이 있을까요? 이런 문제를 해결하려면 어떤 노력이 필요할까요?

모두를 위한 의료 기술

모든 사람이 건강할 권리

얼마 전 제 강의를 들었던 학생에게서 다급한 메시지 한 통을 받았어요. 인도네시아 자카르타 북부에 있는 한 지역에서 자원봉사를 하고 있는 학생이었는데, 그곳 주민들에게 알 수 없는 피부 질환이 퍼지고 있다는 소식을 전해 왔어요. 그곳 상황과 함께 보내 온 사진에는 깨끗한 물과 공중 화장실이 부족한, 열악한 환경이 고스란히 담겨 있었어요. 특히 초록입홍합 가공 산업 폐기물이 제대로 처리되지 않아 환경 오염이 심각한 상황에서 주민들의 건강은 더욱 위험해지고 있었죠.

이 지역 현실을 보며 깨달은 사실이 있었어요. 최첨단 의료 기술이 계속 발전하고 있지만, 그 혜택이 모두에게 고루 돌아가지는 않는다는 점이에요. 아무리 좋은 기술이라 해도 그 기술을 쓸 수 없는 사람들이 많다면, 그 기술의 진정한 의미도 줄어들 수밖에 없어요. 진짜 좋은 기술은 누구나 이용할 수 있을 때 비로소 가치가 있는 거예요.

의료 불평등은 단순히 의료비나 기술 부족 때문만은 아니에
요. 정치와 경제, 사회적 문제들이 복합적으로 작용해 나타난 결과
지요. 의료 기술이 아무리 발전해도 고가의 비용, 디지털 기기 사
용에 대한 익숙함, 병원까지의 거리 같은 다양한 장벽들로 인해 많
은 사람이 여전히 진료와 치료에서 소외되고 있어요.

예를 들어 당뇨병 환자들에게 획기적인 변화를 가져다준 '연속
혈당 측정기(CGM)'를 살펴볼까요. 이 측정기를 사용하면 손가락을
찌르지 않고도 혈당을 실시간으로 확인할 수 있고 식습관을 조절
하는 데도 큰 도움이 돼요. 그런데 문제는 가격이에요. 2주 정도
사용할 수 있는 센서 하나가 약 9만 5000원 정도 하는데, 2형 당
뇨병 환자는 건강보험 적용이 안 돼서 전부 본인이 부담해야 해요.
꾸준히 사용하려면 상당한 비용 부담이 따릅니다. 게다가 스마트
폰 앱과 연동이 필수라서 디지털 기기에 익숙하지 않은 고령층이
나 취약 계층에게는 또 다른 장벽이 될 수 있죠. 결국 경제적·기
술적 제약 때문에 혁신적인 의료 기술을 사용할 수 없는 사람들이
생기게 되는 거예요.

유전자 치료나 로봇 수술도 마찬가지입니다. 어떤 희귀 질환 치

료제는 개발 비용이 너무 높아서 약값이 수억 원에 이르기도 해요. 정부 지원이 없으면 대부분의 환자에게는 '그림의 떡'인 셈이에요. 또 병원에서 로봇 수술 장비를 도입하면, 장비 도입 비용과 유지비가 고스란히 환자의 병원비에 반영되어 비용 부담이 더 커질 수밖에 없어요. 결국 부유층이나 보험 혜택이 좋은 일부 계층만이 첨단 치료를 받을 수 있는 구조가 되는 거예요.

이런 의료 기술의 불균형은 국가 간에도 그대로 나타나요. 선진국에서는 로봇 수술이나 정밀 의료가 보편화되고 있지만, 저소득 국가에서는 아직도 백신 접종조차 어려운 경우가 많아요. 지역 간에도 마찬가지예요. 대도시에는 전문 의료진과 의료 시설이 밀집되어 있지만, 농촌이나 도서 지역에서는 병원까지 가는 데 몇 시간이 걸리는 경우도 있어서 초기 치료 시기를 놓치는 경우도 많아요. 한 나라 안에서도 의료 접근성의 차이가 이렇게 큰데, 전 세계적으로 보면 그 격차가 더욱 심각해져요. 의료의 본질이 '모든 사람이 건강할 권리를 가지는 것'이라면, 이런 불평등한 현실은 반드시 해결해야 할 문제예요.

우리 모두와 함께하는 변화 프로젝트

지구 위에 살고 있는 모든 사람은 사실 같은 조상을 갖고 있어요. 바로 아프리카에서 시작된 '호모사피엔스'예요. 약 30만 년 전, 아프리카에서 태어난 인류는 약 6만 년 전부터 전 세계로 퍼져 나갔어요. 그래서 아프리카 사람들은 유럽과 중동, 아시아, 아메리카 사람들보다 다양한 유전자 풀을 가지고 있어요. 그런데 문제는 많은 신약 개발과 의학 연구는 주로 백인과 아주 일부의 흑인 유전자를 기반으로 이루어진다는 거예요. 그럼 무슨 일이 벌어질까요? 아시아인이나 아프리카인, 남미계 사람들처럼 다른 인종에게는 약이 잘 안 듣거나, 예상하지 못한 부작용이 생길 수도 있어요.

이러한 문제를 해결하기 위해 최근에는 유색 인종의 유전자를 연구하고, 이들의 건강에 더 잘 맞는 치료법을 개발하려는 노력이 이어지고 있어요. 미국 국립보건원(NIH)은 2017년 '모두를 위한 우리(All of Us)'라는 대규모 연구를 시작했어요. 10년간 100만 명이 넘는 다양한 인종과 나이, 지역 사람들의 유전자, 생활 습관, 건강 정보를 모으고 있어요. 왜냐고요? 그 데이터를 바탕으로, 사람마다 다른 유전 정보와 환경을 분석해서 딱 맞는 치료법, 개인 맞춤형 의료를 만들기 위해서예요. 그리고 누구나 공평하게 치료받을

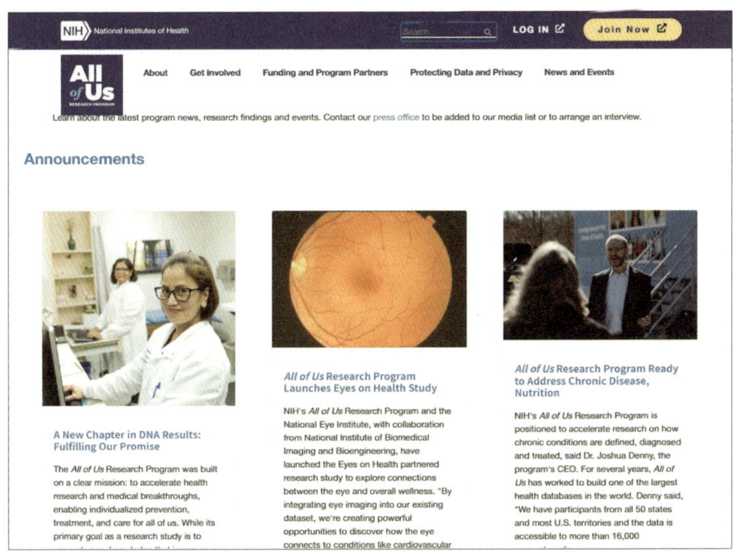

'모두를 위한 우리(All of Us)' 웹사이트.

수 있도록 의료 시스템도 개선하려는 거죠.

제가 일하고 있는 미국 메해리 의과대학도 제약 회사와 함께 '함께하는 변화(Together for CHANGE)' 프로그램을 시작했어요. 아프리카계 미국인의 건강에 대해 더 많이 알아보기 위해 약 50만 명의 자원 봉사자들로부터 유전자 정보를 수집하고 있답니다. 과학자들은 이렇게 모은 정보를 바탕으로 아프리카인 조상을 둔 사람들의 건강 문제를 더 정확히 이해하고 그들에게 더 좋은 치료 방법을 찾을 수 있게 될 것입니다. 이런 연구는 단지 한 집단만을 위한 것이 아니에요. 세상 모든 사람이 피부색이나 출신 지역에 상관없이, 건강한 삶을 살 수 있도록 돕는 일이죠. 다양한 사람들의 유전 정보를 연구하는 건, 결국 우리 모두가 함께 더 건강한 미래로 나아가는 길이에요.

새로운 기술을 넘어 공유하는 기술로

첨단 의료 기술이 날이 갈수록 발전하고 있어요. 하지만 한 가지 중요한 질문이 떠오릅니다. 첨단 의료 기술이 과연 모두에게 골고루 닿고 있을까? 단순히 기술을 개발하는 것만으로는 부족해요. 어떤 기술을, 누구에게, 어떻게 전달할 것인지에 대한 고민이 함께 있어야 진짜 의미 있는 변화가 시작돼요. 그리고 그 변화는 정부, 민간 단체, 국제 사회 모두가 함께 힘을 모을 때 가능하죠.

먼저, 의료비 부담을 줄이는 정책이 필요해요. 누구나 병원에 갈 수 있고, 필요한 약을 부담 없이 살 수 있어야 하죠. 의료 보험 혜택을 보다 많은 사람이 받을 수 있게 하고, 약값 차등 가격제를 도입할 수도 있어요. 약값 차등 가격제는 소득이 높은 나라에는 약값을 조금 더 비싸게, 저소득 국가에는 좀 더 싸게 약을 제공하는 방식이에요. 이렇게 하면 제약회사는 이윤을 유지하면서도 더 많은 사람에게 약을 제공할 수 있고, 더 많은 사람이 의료 기술의 혜택을 받을 수 있죠. 또한 정부의 의료보험 제도 확대와 더불어 국제 기구와 비영리 단체들이 펼치는 무료 진료, 공공 보건 활동도 중요한 역할을 해요. 이렇게 여러 주체가 함께 움직일 때 의료 기술이 특정 계층에만 머물지 않고 모두에게 확산될 수 있어요.

기술을 제대로 활용하기 위해서는 '디지털 격차' 해소도 필요해요. 요즘엔 병원 예약부터 진료 확인까지 스마트폰 하나면 다 되는 세상이죠. 하지만 이런 디지털 의료 시스템이 모든 사람에게 쉬운 건 아니에요. 특히 나이 드신 어르신이나 디지털 기기에 익숙하지 않은 사람들에게는 오히려 낯설고 어렵게 느껴질 수 있어요. 그래서 누구나 디지털 의료를 활용할 수 있도록 돕는 교육과 지원이 꼭 필요해요. 기술이 많다고 해서 모두가 다 쓸 수 있는 건 아니에요. 그걸 쓸 수 있는 사람이 많아져야 기술이 진짜 힘을 발휘하게 되는 거죠.

그리고 아무리 최신 기술이 생겨도, 기본적인 보건 환경이 뒷받침되지 않으면 그 기술은 제대로 작동하지 않아요. 깨끗한 물, 위생적인 화장실, 필수 의약품 공급 같은 기본적인 의료 인프라가 먼저 갖춰져야 해요. 특히 저개발국에서는 이런 기본적인 시스템이 부족해서, 첨단 기술보다도 감염병 예방이나 공중 보건 관리가 더 시급한 경우가 많죠.

미국과 한국의 의료비 지출을 보면 흥미로운 사실이 있어요. 미국은 세계에서 가장 많은 의료비를 지출하는 데도 기대 수명이 한국보다 짧아요. 반대로 한국은 비교적 적은 의료비로도 보다 긴 기대 수명을 유지하고 있죠. 기대 수명이란 태어난 아기가 현재 의료 기술과 태어난 환경을 고려했을 때 몇 살까지 살 수 있을지를 예상한 값이에요. 이를 보면 단순히 돈을 많이 쓴다고 건강이 보장되는 것이 아니라 예방 중심의 보건 정책과 의료 접근성, 그리고 건강에 대한 국민의 인식과 생활 습관이 오히려 더 큰 영향을 미친다는 거죠. 저개발 국가에서는 기초 위생과 감염병 예방이 중요하고, 선진국에서는 만성질환을 잘 관리하는 것이 더 중요해요. 이처럼 각 나라와 지역에 맞는 해결책이 필요해요.

자카르타에서 온 한 학생의 메시지가 저를 비롯한 많은 사람들과 연결되었듯이 의료 기술이 모든 사람에게 닿을 수 있도록 고민하는 일이 중요해요. 기술의 발전은 의료 불평등을 해소하는 방향으로 나아가야 하지요. 진짜 혁신은 '새로운 기술 개발'에 그치는 것이 아니라 '그 기술을 어떻게 모두와 공유할 것인가'에 달려 있어요. 그래야 모두가 함께 건강한 세상을 만들어 갈 수 있으니까요.

함께 생각해요!

- 의료 기술이 발전하는데도 왜 여전히 의료 불평등이 존재할까요?
- 부유한 국가와 가난한 국가 간 차등 가격제를 도입하는 방식이 공정하다고 생각하나요?
- 디지털 의료가 보편화되고 있는데, 여기에 익숙하지 않은 이들에게 어떻게 다가가야 할까요?
- 의료 불평등 해소를 위해 국제 기구와 각국 정부, 의료 기관이 할 수 있는 일과 더불어 개인이 할 수 있는 일은 무엇이 있을까요?

차가운 의사, 따뜻한 의사

좋은 기술을 가진 의사가 좋은 의사일까

저는 어릴 때부터 치과 공포증이 있었어요. 겁이 많다 보니 평소에 치아 관리를 소홀히 하다가 문제가 커진 뒤에야 어쩔 수 없이 치과를 찾곤 했어요. 여러분은 어떤가요? 아마 저처럼 치과에 가는 걸 두려워하는 사람이 많을 거예요. 이렇게 되면 치료는 더 힘들고 고통스러워지고, 그 경험이 또다시 치과 치료를 피하게 만드는 악순환이 반복되지요.

그런데 얼마 전 지인의 소개로 한 치과를 방문하게 되었어요. 처음 문을 열고 들어섰을 때부터 느낌이 달랐어요. 진료 접수를 하는 직원부터 치과 위생사, 그리고 치과 의사 선생님까지 모두 따뜻하게 맞이해 주었고, 제가 치과 치료에 대한 두려움이 크다는 점을 배려하며 진료해 주셨어요. 무엇보다 최첨단 치과 의료 장비를 사용하면서도 환자의 심리를 고려해 치료해 주었죠. 덕분에 저는 치과에 대한 공포를 조금씩 극복할 수 있었어요. 물론 아직도

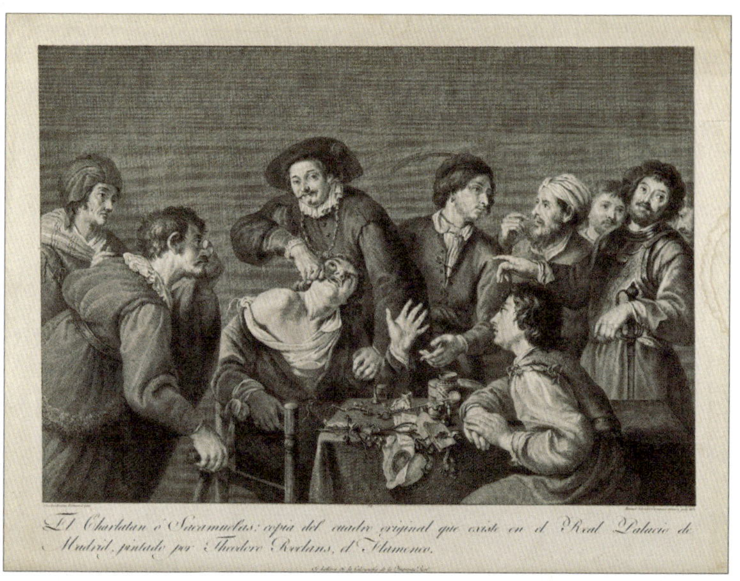

〈자신감 넘치게 환자의 치아를 뽑는 사람〉(마누엘 카르모나, 1805년 작품). 카르모나가 테오도르 롬바우츠의 그림을 본떠서 만든 작품이다.

두려움이 다 가시진 않았지만, 이제는 치과가 '무서운 곳'이 아니라 '정기적으로 찾아가는 덜 무서운 곳'이 되었어요. 그 뒤로는 꾸준히 치아 관리를 받고 있고, 더는 증상이 심해져서 급하게 치과를 찾는 일은 없어졌어요. 환자의 마음을 이해하고 세심하게 배려하는 의료진이 얼마나 중요한지 이 치과를 다니며 다시 한번 깊이 깨닫게 되었어요.

요즘은 인공지능(AI)이 질병을 진단하고, 로봇 팔이 수술을 보조하는 시대가 되었어요. 의료 기술은 나날이 발전하며 더 빠르고 더 정밀한 치료를 가능하게 하고 있어요. 그러면 여기서 한 가지 질문을 던져 볼까요? 최신 장비를 잘 다루는 의사를 훌륭한 의사라고 할 수 있을까요?

마치 요리사가 값비싼 조리 도구를 쓴다고 해서 반드시 맛있는 음식을 만들 수는 없는 것처럼, 의사가 첨단 의료 장비를 잘 다룬다고 해서 반드시 훌륭한 의료를 펼치는 것은 아니에요. 어떤 병원에서 새로 들인 최첨단 자기공명영상(MRI) 기기로 빠르게 환자의 병을 진단했지만, 의사가 전문 용어만 늘어 놓고 환자의 궁금증을 해결해 주지 못한다면 어떨까요? 환자들은 병을 치료하러 병원에 오기도 하지만, 자기 몸이 어떤 상태인지 알고 싶고 불안한 마음을 누그러뜨리고 싶어서 병원을 찾는 경우도 많아요. 이럴 때 의사가 환자의 눈을 맞추며 친절히 설명하고, 따뜻하게 말을 건넨다면 환자는 치료 과정에서도 훨씬 더 안정감을 느낄 수 있어요. 반대로 환자의 마음에 공감하지 못하는 의사를 '좋은 의사'라고 하기 어렵겠지요. 결국 의사는 기계를 잘 다루는 전문 기술자가 아니라, 사람을 치료하는 공감 기술자임을 잊어서는 안 되겠지요.

'좋은 의사'가 갖춰야 할 자질

의사는 기술적 능력을 갖춘 전문가를 넘어, 환자의 생명과 건강을 책임지는 특별한 역할을 맡고 있어요. 열심히 하면 의사가 될 수 있지만 좋은 의사가 되려면 다른 요건들이 필요해요. 그러면 좋은 의사가 갖추어야 할 중요한 자질들에 대해 한번 살펴볼까요?

무엇보다 중요한 것은 공감과 소통 능력이에요. 우리는 공부를 잘해야 의사가 될 수 있다고 흔히 생각하지만, 그보다 다른 이의 아픔에 공감하고 함께할 수 있어야 해요. 의사가 가진 기술은 병을 정확히 진단하고 복잡한 수술을 성공적으로 해내는 데 분명 중요한 요소지만, 그것만으로 좋은 의사가 되기는 어려워요. 의료는 단순히 몸을 치료하는 행위를 넘어 환자의 마음까지 보듬는 과정이기 때문이에요. 의사가 아무리 최첨단 장비를 잘 활용하더라도 환자와의 소통과 공감이 부족하다면 그 치료는 그저 기술에 그칠 뿐이에요. 의사가 환자의 눈높이에 맞춰 친절하고 쉽게 설명하고 '함께 치료 방향을 결정한다'는 느낌을 준다면 환자는 의사에게 신뢰감이 쌓이면서 치료 지시를 안심하고 따르게 될 거예요. 의학은 과학과 기술만으로 완성되지 않아요. 환자의 마음을 치유하는 공감 능력과 소통 능력이야말로 최첨단 기술로도 대체할 수

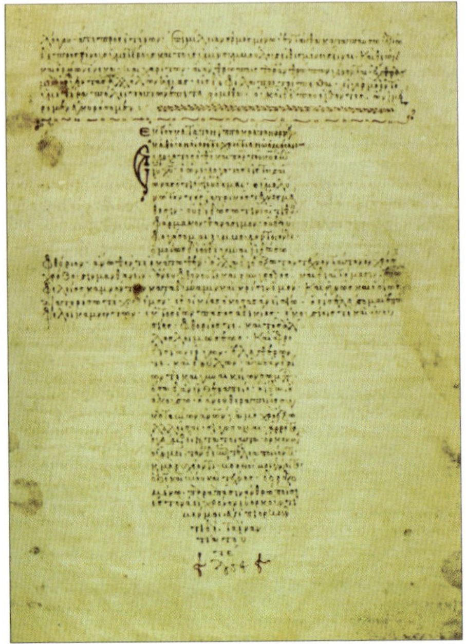

〈히포크라테스 선서(Hippocratic Oath)〉. 의사의 윤리 등에
대한 선서문으로, 희생·봉사·장인 정신이 담겨 있다. 12세기
동로마 제국의 사본.

없는 의학의 본질적인 가치라는 점을 항상 기억해야 해요.

좋은 의사는 늘 배우려는 자세를 갖고 있어요. 의학은 빠르게
변화하는 학문이고 새로운 치료법과 기술이 계속해서 등장하는
만큼, 의사는 최신 정보를 습득하고 배워야 해요. 그렇지 않으면
금세 뒤처지고 환자에게 최상의 치료를 제공하기 어려워지죠. 특

히 더욱 정교한 의료 장비가 속속 나오면서 이를 제대로 이해하고 활용하는 능력이 꼭 필요해요. 그러나 단순히 새로운 기계를 다룰 줄 아는 것만으로는 충분하지 않아요. 중요한 것은 그 기술을 적절한 시점에, 올바르게 사용할 줄 아는 판단력이에요. 의료 기술의 원리와 한계를 파악하고, 이를 환자에게 어떻게 적용할 것인지 고민해야 하죠. 학문적 발전에 발맞춰 따라가고, 최신 정보를 배우려는 자세가 있어야만 환자들에게 최고의 의료 서비스를 제공할 수 있어요. 배움을 멈추지 않는 태도는 좋은 의사의 필수 조건이에요.

의료 기술을 적절히 활용할 수 있는 능력도 빼놓을 수 없어요. 첨단 의료 기술은 의사에게 강력한 도구가 될 수 있지만, 그것이 의사의 역할을 대신할 수는 없어요. 예를 들어, AI가 제시한 진단 결과가 있을 때, 이를 그대로 받아들이기보다는 환자의 상태와 다른 요인들을 종합적으로 고려해야 해요. 모든 환자는 각기 다른 조건과 환경을 가지고 있기 때문이지요. 기계가 아무리 정밀한 정보를 제공하더라도, 최종적인 판단과 치료 방향을 결정하는 것은 의사의 몫이에요. 따라서 의료 기술을 능숙하게 다룰 뿐만 아니라, 그 기술을 언제 어떻게 사용해야 하는지를 신중히 판단할 줄 알아야 좋은 의사의 자질을 갖추었다고 말할 수 있어요.

또한 비판적 사고와 문제 해결 능력도 중요해요. 의료 현장에서는 예상치 못한 일이 자주 발생해요. 환자의 증상이 명확하지 않거나 기존 치료법으로 효과가 없을 때, 의사는 여러 가지 경우의 수를 고려해 최선의 해결책을 찾아야 하죠. 단순히 기계가 주는 데이터만 믿고 그대로 따르는 것이 아니라 한 발 더 나아가 다른 가능성을 염두에 두고 검토하는 태도가 필요해요. 또한 의료진과 협력하면서 서로 다른 의견을 수렴하는 자세도 중요해요. 열린 생각으로 데이터를 분석하고 종합적으로 판단하는 능력이 있어야 환자에게 최선의 치료를 제공할 수 있어요.

마지막으로 사명감과 윤리 의식을 갖추어야 해요. 좋은 의사는 기술적 능력을 갖춘 전문가이기에 앞서 환자의 생명을 소중히 여기는 사람이어야 하죠. 어떤 의사는 병원에 이윤을 많이 남기려고 환자에게 맞는 치료보다 불필요한 검사를 권유해요. 이런 상황에서 올바른 결정을 내릴 수 있는 기준은 바로 환자의 건강을 최우선으로 하는 태도예요. 의료 기술이 아무리 발전하더라도 그것을 어떻게 사용하는지는 결국 의사의 가치관과 태도에 달려 있어요. 환자가 의사를 신뢰하는 이유는 단지 뛰어난 치료 기술 때문이 아

니라, 환자의 건강을 진심으로 걱정하고 책임지는 모습 때문이라
는 사실을 기억해야 해요.

의사, 치료와 돌봄의 행위 예술가

얼마 전에 저는 '진주종(Cholesteatoma)'이라는 질환을 진단받고 수
술을 받았어요. 이 병은 귀 안쪽에서 비정상적인 세포가 자라면서
공간을 차지하고, 지속적인 중이염을 유발하는 질환이에요. 처음
에는 단순한 염증인 줄 알고 소염제와 항생제를 처방받아 복용해
도 아무런 차도가 없었어요. 미국에서도 이비인후과를 방문하고
한국에서도 여러 병원을 찾아가 의사를 만났지만, 모두 짧은 진료
끝에 증상만 보고 약을 처방해 줄 뿐이었어요. 솔직히 의사와 대
화할 시간조차 충분히 주어지지 않았어요.

그러다가 머물던 숙소 근처에 있는 작은 이비인후과를 우연히
찾아가게 되었어요. 처음에는 숙소와 가까워서 방문했을 뿐이었
는데, 이곳에서 만난 의사 선생님은 이전과 다르게 증상과 건강
상태를 꼼꼼히 물어보고 친절하게 설명해 주었어요. 그리고 진주
종이 의심된다며 상급 병원에서 CT 검사를 받아보라고 권유했어
요. 덕분에 대학병원에 가서 정확한 진단을 받았고, 수술을 결정

하게 되었죠. 지금은 회복 중인데 그 의사 선생님에게 얼마나 감사한지 몰라요. 단순히 처방만 내리는 것이 아니라 환자의 이야기를 진심으로 들어 주고 신중하게 판단해 준 덕분에 저는 제대로 된 치료를 받을 수 있었어요.

좋은 의사는 최신 의료 기술을 다룰 줄 아는 능력을 가졌다고 해서 되는 게 아니에요. 환자를 진정으로 걱정하고, 그들의 고통과 두려움을 이해하며, 따뜻한 돌봄을 제공할 수 있는 공감 능력과 윤리 의식을 가져야 해요. 아무리 정밀한 진단 기기와 혁신적인 로봇 수술 장비가 있다고 해도 기계는 환자의 감정을 이해할 수 없고 따뜻한 위로를 건넬 수도 없어요. 결국 환자를 치료하는 것은 기계가 아니라 '사람'이에요.

그래서 의학을 '과학인 동시에 돌봄의 예술'이라고 부르는 거예요. 과학적인 진단과 치료가 환자의 신체적 건강을 돌본다면, 의사의 공감과 소통, 윤리적 판단은 환자에게 정신적 안정감을 줘요. 첨단 기술과 인간적인 돌봄이 균형을 이룰 때, 비로소 '최고의 의술'에 가까워질 수 있어요. '환자를 존중하는 따뜻한 마음'이야말로, 의사가 가져야 할 가장 중요한 자질이에요.

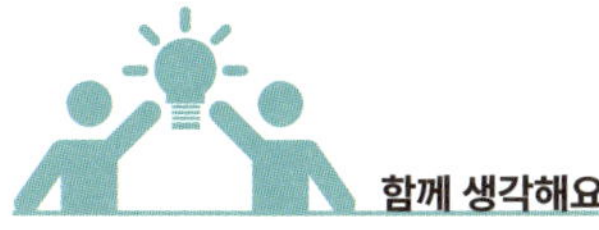

- 의사가 최신 기술을 갖추고 있는데도, 환자의 마음을 살피지 못한다면 어떤 문제가 생길까요?
- 지금까지 만났던 의사들 가운데 신뢰할 만한 의사가 있었나요? 있다면 어떤 점 때문인가요?
- 여러분이 의사가 된다면 가장 중요한 가치를 무엇에 둘 건가요?

더불어 사는 세상을 위한 병원 짓기

녹색병원, 한 아픔이 다른 아픔에게

'병원'이라고 하면 어떤 생각이 드나요? 우리 주변에는 규모가 큰 종합병원도 있고 작은 동네 병원도 있어요. 이 가운데 아주 특별한 '녹색병원'이 있습니다. 녹색병원은 일터에서 어려움을 겪은 노동자들이 직접 만든 병원이거든요. 원진레이온이라는 회사 노동자들이 이황화탄소 중독 피해를 겪으며 목숨을 잃는 등 큰 문제를 겪으면서 다시는 이런 일이 되풀이되면 안 되겠다는 뜻이 모여서 만들어졌어요. 국내 최대 직업병 사건인 원진레이온 사건 피해자들은 보상을 받는 데 그치지 않고 기부와 나눔을 통해 병원을 설립했어요. '이 땅에 원진 노동자와 같은 불행한 노동자가 다시는 생겨나지 않도록 하는 것, 적어도 돈이 없어서 치료받지 못하는 노동자가 없도록 하는 것'을 원했기 때문이에요.

녹색병원은 YH무역 회사가 있던 곳에 세워졌어요. YH무역 회사는 가발을 만들어 수출하던 회사로, 1960~1970년대 어려웠던

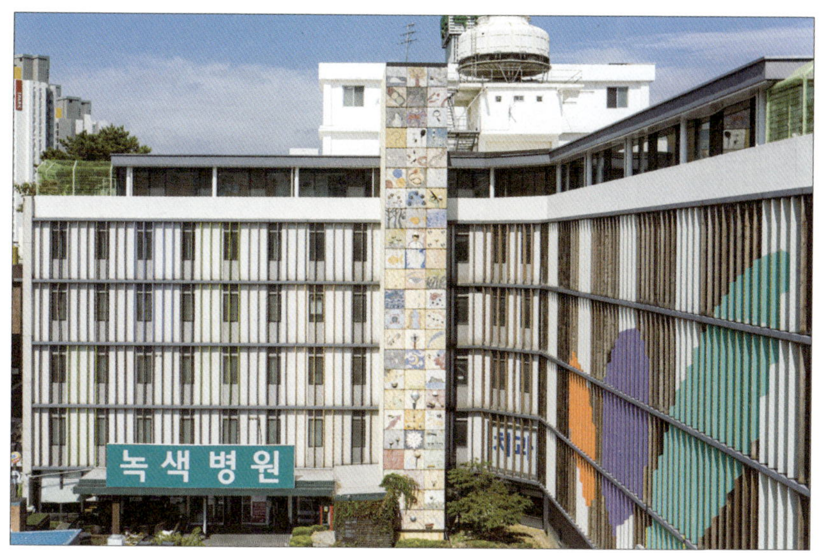

녹색병원.

우리나라 경제를 일으켜 세운 곳으로 손꼽혔어요. 하지만 YH무역은 일방적으로 이곳에서 일하는 여성 노동자들을 강제 해고하면서 문을 닫았어요. 이에 맞서 여성 노동자들은 항의하고 시위를 벌여 나갔는데, 그 과정에서 어린 나이의 노동자 김경숙은 안타깝게도 목숨을 잃었어요. YH무역 노동자들의 싸움은 일하는 사람들이 당연히 누려야 할 권리와 인권을 일깨워 준 역사적 사건이에요. 노동자의 눈물과 노동운동의 상징이었던 YH무역이 있던 자리

에, 일하는 사람들의 희망을 새로 심어 주는 메시지를 담아 녹색
병원이 세워진 거예요.

녹색병원은 치료비가 없어 힘들어하는 사람, 일터에서 일하다
가 다친 사람들을 치료해요. 또한 우리 사회가 품어 안지 못한 수
많은 문제를 온몸으로 알리려 한 이들을 보듬고 치유한 곳이기도
해요. 부당한 현실을 알리려고 오랫동안 단식이나 고공 농성을 하
며 몸과 마음을 다치며 아픈 사람들 모두 녹색병원에서 치료받으
며 삶의 희망을 열어 나갔어요. 보다 나은 사회를 위해서 간절하
게 외치고 싸우다가 몸이 상하거나 건강이 나빠지는 경우가 많거
든요. 녹색병원은 이들과 함께하면서 희망을 만들어 가고 있어요.

인권치유센터, 차별 없는 건강을 위해

건강권(Right to health)은 최소한의 건강을 보장받고, 건강에 대한
보호를 요구할 권리를 말하며, 모든 사람이 누려야 하는 기본적인
권리예요. 하지만 돈이 없어서, 도움을 요청할 곳이 없어서, 국적이
달라서 아파도 치료받지 못하고 병원에 가지 못하는 경우가 아직
도 많아요. 이런 문제를 해결하기 위해서 녹색병원에서는 '인권치
유센터'를 만들었어요.

녹색병원은 성별과 나이, 직업과 국적을 가리지 않고 차별 없는 진료를 목표로 세워졌어요. 그런 만큼 진료비가 없거나 사회적 차별로 치료를 받지 못하는 사람들, 사회의 다양한 영역에서 물리적·정신적 아픔을 겪는 사람들에게도 전문적인 의료 서비스를 제공하고 있답니다.

대한의사협회가 제정 공표한 의사윤리강령 제1조는 "의사는 인간의 존엄과 가치를 존중하며, 의료를 적정하고 공정하게 시행하여 인류의 건강을 보호 증진함에 헌신한다"라고 선언했어요. 이는 아주 중요한 선언이지만 현실에서는 잘 지켜지지 않고 있어요.

이런 상황에서도 인권치유센터는 이 선언을 있는 그대로 지켜 나가고 있어요. 국가 폭력, 장애인 권리 침해, 성폭력, 아동 학대와 같은 인권 침해와 사회적 폭력을 겪은 환자들을 치료하고 도움을 주고 있지요. 또한 산업 재해 보험을 받을 수 없는 특수고용직 노동자, 플랫폼 노동자들과 노동자 권리를 보호받지 못하고 있는 알바 노동자, 비정규직 노동자, 외국인 노동자의 건강 문제 해결을 위해서도 꾸준히 힘쓰고 있어요. 눈앞의 이윤보다 아픈 이들을 돌보고 인권을 어루만지는 녹색병원과 인권치유센터의 차별 없는 진료를 통해 모든 사람이 존중받는 건강한 사회를 만들겠다는 소중한 바람이 현실로 이뤄지면 좋겠어요.

전태일의료센터, 전태일의 꿈이 현실이 되는 병원

녹색병원에서는 더불어 사는 세상을 향한 전태일의 꿈을 현실로 만들기 위해 '전태일의료센터' 건립을 추진하고 있어요. 1970년 11월 13일, 청계천 평화시장 앞에서 한 청년이 큰 소리로 '근로기준법을 준수하라', '우리는 기계가 아니다'라고 외치며 거리로 뛰어나왔어요. 그리고 얼마 뒤 그의 몸은 불길에 휩싸였지요. 이 청년은 바로 봉제공장 노동자 전태일이었어요. 이 사건은 노동자들의 삶을 바꾸는 것뿐만 아니라 우리 사회의 민주화를 이루는 데 큰 영향을 미쳤어요. 차비를 아껴 나이 어린 10대 여성 노동자들에게 풀빵을 사 주었던 전태일 열사의 배려와 나눔 정신을 이어받아 일하는 노동자를 위한 병원을 만들기로 한 것이지요.

'돈 걱정 없이' 노동자들의 온전한 치료를 돕는 병원을 짓기 위한 모금을 한창 진행하고 있어요. 노동조합과 시민 사회로 구성된 전태일의료센터 건립위원회는 2027년 서울 중랑구 면목동 녹색병원 주차장 땅에 '전태일의료센터'를 건립하기로 했어요. 건립 비용 190억원 가운데 50억원은 시민들의 '전태일 벽돌 기금'으로 마련하고 있습니다. 개인은 10만원, 단체는 100만원 이상 기부하면 추진위원으로 전태일의료센터 '기부자의 벽'에 이름이 새겨져요. 기부자들은 '무사히 퇴근하는 삶을 바라는 시설관리원', '다름을 존중하는 노동 현장에서 일하기를 바라는 목수', '노동자 건강을 위한 병원이 꼭 필요하다고 생각하는 은퇴자' 같은 평범한 사람들, 그리고 우리 사회에 새로운 희망을 만들고 싶어하는 초·중·고등학생도 있어요. 여러 직업, 다양한 계층, 남녀노소 가리지 않고 많은 시민들이 함께하고 있답니다.

전태일의료센터가 이렇게 큰 관심을 받고 많은 이들이 함께하는 까닭이 무엇일까요? 그것은 이 병원이 치료는 물론, 산업 재해 신청부터 생활비 지원에 이르기까지 일터에서 노동자가 마주하는 많은 어려움을 함께 풀어가는 것을 목표로 삼았기 때문이에요. 전태일의료센터는 병원 치료뿐만 아니라 사회 연대 기금을 마련해 당장 돈이 급한 노동자의 치료와 재활, 생활 비용까지 지원한다는 계획을 세우고 있어요. 당장의 치료도 중요하지만 일을 하지 못하면서 생기는 경제적 문제 같은 어려운 상황에 도움을 주고자 한 것이죠.

사실 산업 재해로 일을 못하는 노동자는 '소득 공백'을 겪게 되

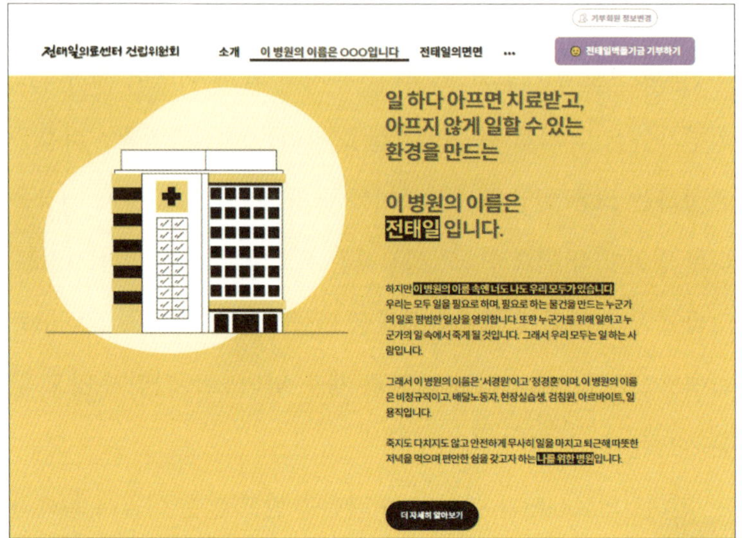

전태일의료센터 건립위원회 홈페이지.

고, 산업 재해로 인정받는 과정도 만만치 않아요. 근로복지공단 조사 결과에 따르면, 질병을 산업 재해로 인정받는 데는 평균 8개월가량 긴 시간이 걸렸어요. 또한 산업 재해로 치료를 받고 난 뒤에 일하던 곳으로 복귀한 노동자는 절반도 채 되지 않았어요. 이 때문에 노동자들은 다치더라도 치료를 망설이고, 다친 몸을 이끌로 계속 일을 하는 경우가 많아요. 특히 최근에 많이 늘어난 플랫폼 노동자들은 일자리가 불안정하기 때문에 아프거나 다치면 소득이 바로 끊기게 돼요. 그래서 치료를 제대로 받지 못하는 게 현실이에요.

전태일의료센터는 이처럼 일자리를 잃을까 봐, 혹은 의료비가 걱정돼서 치료를 받지 못하는 노동자들이 제때 치료를 받을 수 있는 병원을 만드는 것이 목표예요. 이런 뜻에 공감하는 많은 시민들이 저마다 뜻을 모아 전태일의료센터 건립을 위해 정성을 보태고 있어요. 여러분들도 함께 전태일의료센터 건립위원회 홈페이지에 들어가서 이곳이 어떤 희망을 꿈꾸고 있는지 한번 살펴보면 어떨까요?

함께 생각해요!

- **녹색병원은 어떤 병원인가요?**
- **인권치유센터가 소중한 까닭은 무엇인가요?**
- **전태일의료센터를 많은 사람들이 함께 만들려고 하는 까닭은 무엇일까요?**

의대 무상 교육, 꿈을 향한 문턱을 낮추다

무상 교육, 왜 필요할까

제가 이곳 메해리 의과대학(Meharry Medical College)에 머무는 동안 함께 일했던 젊은 의대생이 있었어요. 그는 3년 동안 열심히 의학을 공부했지만, 개인 사정으로 중간에 학업을 중단하게 되었어요. 그리고 그에게 남은 것은 학비를 위해 빌려 쓴 30만 달러(약 4억 1,400만 원)에 달하는 빚이었어요. 의사가 되고 싶어도 경제적인 이유로 힘들다면 어떤 선택을 해야 할까요?

얼마 전, 미국에서는 몇몇 의과대학들이 파격적인 '무상 교육' 정책을 내놓았어요. 그동안 돈이 없어서 의사의 꿈을 포기해야만 했던 학생들에게 새로운 희망이 생긴 거예요. 의사가 특정 계층의 직업처럼 여겨지던 분위기에서, 이제는 돈이 있고 없고를 떠나서 누구나 의사가 될 수 있는 길이 조금씩 열리고 있는 것이죠.

미국에서 의대를 다니려면 학비만 한 해에 6만에서 8만 달러(약 8,200만 원~1억 1,000만 원)가 필요해요. 여기에 책값과 생활비까지 더하면 졸업할 때까지 약 5억 원가량이 들기도 해요. 이런 부담 때문에 많은 학생들이 의사의 길을 포기할 수밖에 없는 현실이에요. 졸업을 하더라도 높은 연봉이 보장되는 피부과나 정형외과, 영상의학과 같은 특정 전문과를 선택하게 되지요. 경제적으로 어려운 학생들에게 장학금이 일부 제공되더라도 등록금과 생활비 부담도 만만치 않기에 학업의 꿈을 중도에 접거나 다른 전공으로 바꾸는 경우도 적지 않아요.

이러한 문제를 해결하기 위해 일부 의과대학에서 학비를 전액 면제하는 '무상 교육' 정책을 도입했어요. 학비 부담에서 벗어난 학생들은 빚 걱정 없이 학업에 전념할 수 있고, 단순히 돈이 되는 전공이 아니라 자신이 정말 하고 싶은 분야를 선택할 수 있게 되었어요. 특히 가정의학이나 공공보건 같은 사회적으로 꼭 필요한 분야에 더 많은 인재가 유입될 수 있는 환경이 만들어졌어요.

또한 의사가 부족한 외딴 지역에서 의료를 펼칠 수 있는 기회도 많아졌어요. 학자금 대출을 갚아야 하는 부담에서 자유로워져 그런 선택이 가능한 거죠. 결과적으로, 다양한 환경에서 자란 사람들이 의사가 되면, 병원이나 의료 기관에서 다양한 생각과 경험을 가진 의사들이 많아져요. 그러면 더 많은 환자들의 입장을 이

해할 수 있어서, 모두에게 더 공평한 치료가 가능해지고, 의료가
부족한 지역에도 도움이 되는 긍정적인 변화를 기대할 수 있어요.

무상 교육으로 가는 시도들

그러면 무상 교육에 따른 큰 비용을 누가 어떤 방법으로 감당할
수 있을까요? 최근 몇 년 사이 여러 언론과 의료 소식지에는 명문
의과대학들이 발표한 반가운 소식이 전해졌어요. 의과대학 등록
금 전액을 지원하거나 장학금을 크게 늘리는 정책을 시행한다는
보도였지요.

　2018년 뉴욕대학교(NYU) 의과대학은 모든 학생들의 등록금을
전액 면제하겠다고 발표해 큰 화제가 되었어요. 2017년 뉴욕대학
교 의대 졸업생 가운데 60퍼센트가량이 평균 18만 4,000달러
(약 2억 5,300만 원)의 빚을 지고 있었다고 해요. 다른 지역 의대생들의
상황도 크게 다르지 않았지요. 이런 문제를 해결하기 위해 학교는
학비 무상 정책을 시행하기로 했고, 필요한 예산을 모금하기 시작
했어요. 그리고 많은 이들이 기부에 동참하면서 목표 예산에 가까
운 금액을 확보할 수 있었어요. 학비 무상 정책은 경제적 부담 때
문에 의대를 포기하던 학생들을 다시 불러 모았어요. 그리고 돈이

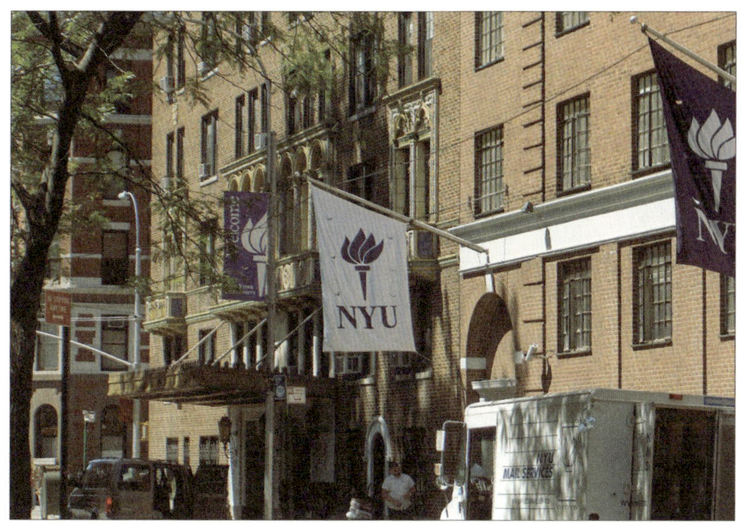

미국 뉴욕대학교의 모습.

되는 전공을 선택해야만 했던 졸업생들이 자유롭게 원하는 분야를 선택할 수 있도록 만들었어요.

2019년 코넬대학교 의과대학(Weill Cornell Medicine)도 비슷한 선언을 했어요. 재학생 가운데 형편이 어려운 학생들에게 등록금뿐 아니라 생활비, 기숙사비까지 제공해 의학 교육의 문턱을 낮추겠다고 발표했어요. 학생들 가운데 52퍼센트가 학자금 지원 혜택을 받을 수 있는 자격을 충족한다고 해요. 코넬대학교 의대 한 해 수업료는 9만 달러가 넘고, 이 해 졸업생들이 지고 있는 학자금 빚은 약 15만 7,000달러(약 2억 1,600만 원)였다고 해요. 이 학교 또한 이런 오래 묵은 문제를 해결하기 위해 모금을 해 왔고, 개인과 재단의 기부를 통해 예산을 확보했어요. 학교의 이런 결정은 소외 계층을 포함해 다양한 배경을 가진 학생들이 경제적 이유로 인해 꿈을 포기하지 않도록 돕겠다는 취지였어요.

정부가 직접 학비를 지원하는 방법도 있어요. 의사가 부족한 지역(Health Professional Shortage Area, HPSA)에 의사를 지원해 주는 제도에 참여하면 의대생에게는 장학금을 지원하고, 졸업생에게는 학비로 빌린 돈을 대신 상환해 줍니다. 이렇게 하면 의료 혜택을 누리기 어려운 지역은 의료 인력을 확보할 수 있고 학생들은 학비 걱정 없이 학업에 열중할 수 있겠지요.

작은 변화가 가져오는 큰 변화

이러한 무상 교육이나 장학금 확대 정책은 의학 교육의 판도를 바꾸고 있어요.

먼저, 의대생들이 자신의 꿈에 따라 진로를 선택할 수 있게 된다는 점이에요. 돈 걱정에서 벗어난 학생들은 높은 수익이 보장된 분야로 진로를 고민하기보다 소아과, 가정의학과, 산부인과 같은 전공, 또는 기초 과학, 공공 보건 같은 사회적 기여도가 높은 분야를 더 자유롭게 선택할 수 있어요. 실제로 뉴욕대학교가 의대 무상 교육을 실행한 첫해, 학생들은 더 이상 연봉이 높은 전공을 자신의 의지와 다르게 선택하지 않아도 되었고 '마음껏 꿈을 좇을 수 있게 됐다'며 긍정적인 반응을 보였어요.

이러한 변화는 의료진의 다양성으로도 이어지고 있어요. 경제적인 이유로 의료계에서 소외되었던 저소득층이나 소수 인종, 이민자 가정 출신 학생들이 의대에 지원할 수 있는 기회가 열렸기 때문이에요. 이는 곧 의료진 구성의 다양성을 높여 지역 사회와 환자에게 더 친숙하고 폭넓은 서비스를 제공할 수 있는 기반이 되지요.

또한 지역 의료 봉사나 공공 의료 분야를 선택하는 의사들이 늘어날 수 있어요. 과거에는 수입이 적어서 꺼리던 지역 의료 봉사나 공공 병원 근무를 선택하기가 어려웠죠. 하지만 의료 무상 교육은 이런 분위기를 바꿀 수 있는 첫걸음이 될 거예요.

우리나라에도 이와 비슷한 정책을 도입할 수 있어요. 의대를 졸업 후 의사가 부족한 지역에 일정 기간 일을 하는 것을 약속하면 학비를 지원하는 방식은 현실적인 대안이 될 수 있어요. 또 공공 병원에서 일하고 싶은 학생들에게 장학금이나 등록금 지원을 제공하는 정책을 통해 의료 서비스의 형평성을 높일 수도 있어요. 지역의 대학과 병원이 협력해 무상 교육을 제공하고, 졸업 후 일정 기간 동안 그 병원에서 일하게 한다면, 지역 의료의 질도 좋아지고, 의사 부족 문제도 해결될 수 있어요. 이런 제도들이 자리 잡는다면 경제적 이유로 의사가 되는 길을 포기하는 학생들이 줄어들고, 의료 인력의 지역적 불균형도 완화될 수 있겠지요.

의대 무상 교육은 단순히 학비 부담을 없애는 것을 넘어, 의료계 전반에 쌓인 구조적 문제를 해결할 수 있는 중요한 정책이에요. 돈이 없어도 의사가 될 수 있는 사회가 만들어진다면 더 많은 재능과 열정이 의료 현장으로 모여들 거예요. 그러면 우리 사회는 더욱 건강하고 공정한 방향으로 나아갈 수 있어요.

함께 생각해요!

- 우리나라에서도 의대 무상 교육이 가능할까요?
- 무상 교육을 한다면 조건에 따라 선택적으로 제공되어야 할까요, 아니면 모든 학생에게 똑같이 제공되어야 할까요?
- 대도시에 있는 대형 병원으로 의료 인력이 몰리는 경향이 있는데, 외딴 지역에서도 같은 의료 혜택을 누릴 수 있는 좋은 방법이 있을까요?

우리가 만들어 갈 의료 혁신의 미래

우리가 함께 살펴본 의료 기술 혁신들, 정말 놀랍지 않나요? 인공지능(AI), 로봇, 증강현실과 가상현실, 유전자 치료, 스마트 거울까지…. 불과 몇 년 전까지만 해도 '이게 진짜 가능해?' 싶었던 일들이 지금은 현실이 되어 우리 곁에 점점 가까이 오고 있어요.

스마트폰 하나로 건강을 체크하고, 집에서 원격 진료를 받고, 심지어 로봇이 수술을 도와주는 세상! 정말 멋지지만 아무리 AI가 정확한 진단을 내려도 환자의 마음을 헤아리는 일은 여전히 사람의 몫이에요. 기술이 발전할수록 '누구를 위해, 어떻게 쓰일 것인가?'라는 질문이 더 중요해지게 됩니다.

의료 혁신은 단순히 새롭고 멋진 기술을 만드는 걸 넘어서, 모두가 건강할 수 있는 세상을 만들어 가는 일이에요. 기술, 정책, 윤리, 그리고 따뜻한 마음까지 모두가 조화를 이룰 때 진짜 혁신이 시작되는 거예요. 우리는 흔히 의료 혁신을 의사나 과학자의 영역이라고 생각하지만 이제 의료는 다양한 분야가 협력하는 거대한 융합 산업이 되었어요.

개발자는 건강을 지켜주는 앱을 만들고, 공학자는 수술을 돕는 로봇을 설계하고, 분석가는 데이터를 분석해 더 나은 치료법을 찾아내고 있어요. 그리고 보건 정책 전문가는 '이 기술을 모두가 쓸 수 있게 하려면 어떤 제도가 필요할까?'를 고민하죠. 이처럼 꼭 의사가 아니어도 우리는 각자의 자리에서 자신의 역량을 살려 의료 혁신에 기여할 수 있는 시대를 살고 있어요.

여러분이 선택할 수 있는 길은 정말 다양해요. 머릿속을 스치는 작은 아이디어 하나가 누군가의 생명을 살리고, 더 건강한 미래를 만드는 씨앗이 될 수 있어요. 우리는 지금도 '함께 만들어 가는 건강한 미래'를 향해 한 걸음씩 나아가고 있어요.

자, 이제 여러분에게 묻고 싶어요. 여러분은 어떤 분야에서, 어떤 방식으로 이 변화에 함께하고 싶나요? 기술과 의료, 그리고 사람을 연결하는 미래. 그 미래를 설계할 주인공은 바로 여러분이에요. 함께, 더 건강한 세상을 만들어 가요!

　미래 세대를 위한 의료 기술 문해력

의료 분야에 속한 다양한 직업을 소개합니다

우리가 흔히 떠올리는 의사만이 의료 분야에 기여하는 유일한 직업은 아닙니다. 건강한 삶을 위해서 수많은 사람들이 일하고 있습니다. 이제 여러 모습으로 활약할 수 있는 의료 분야의 다양한 직업들을 소개하려 합니다. 이 직업들은 책 전반에서 다루고 있는 빅데이터, 인공지능, 지리정보시스템, 증강현실과 가상현실, 유전자 편집, 로봇 등 최첨단 의료 기술을 어떻게 활용하고 발전시키는지, 그리고 어떤 역할을 맡아 협력하게 되는지를 한눈에 파악할 수 있도록 간략히 정리해 보았습니다.

이 직업들은 모두 공중 보건, 정책, 환경, 지역 사회 등 현대 의료 기술이 적용되는 다양한 분야에서 협력하며, 보다 건강한 삶을 만드는 데 도움이 됩니다. 한 사람이 여러 분야의 역할을 함께 수행할 수도 있고, 각기 다른 전문성을 가진 사람들이 한 팀이 되어 협업하기도 합니다. 궁극적으로 중요한 것은 의료 기술이 특정한 사람들만의 것이 아니라, 모든 이에게 공평하게 도움이 될 수 있도록 발전하는 것입니다. 이를 위해 각 분야의 전문가들이 저마다의 역할을 맡아 의료의 미래를 함께 만들어 가고 있답니다. 서로 다른 분야 전문가들이 협업할 때 미래 의료가 더 풍부해진다는 점을 염두에 두고 살펴봐 주세요.

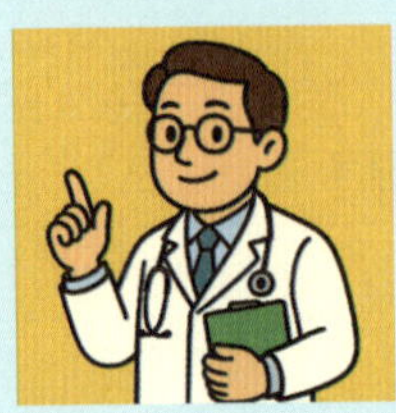

1) 의사

환자의 질병 진단과 치료, 수술, 처방을 책임지는 핵심 의료 전문 직입니다. 현대에는 AI 진단 보조 시스템, 로봇 수술 장비(예: 다빈 치 로봇), 정밀 의료 등을 활용해 보다 정교하고 개인화된 진료를 제공합니다. 병의 원인을 단순히 '신체 문제'로만 보지 않고, 환 경·사회적 요인까지 고려하여 환자의 삶 전체를 개선하는 방향 으로 의료 기술을 적용하기도 합니다.

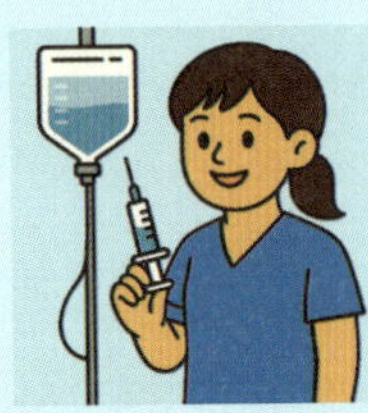

2) 간호사

병원이나 지역 사회에서 환자를 돌보며, 진료에 필요한 처치(주사, 수액 등)부터 환자 교육, 질병 예방 업무까지 폭넓게 수행합니다. 전자건강기록(EHR) 시스템이나 웨어러블 기기를 통해 환자 상태 를 모니터링하고, 원격 진료에 참여하여 의사를 보조하기도 합니 다. 환자 중심 진료를 구현하는 데 중요한 소통 창구 역할을 합 니다.

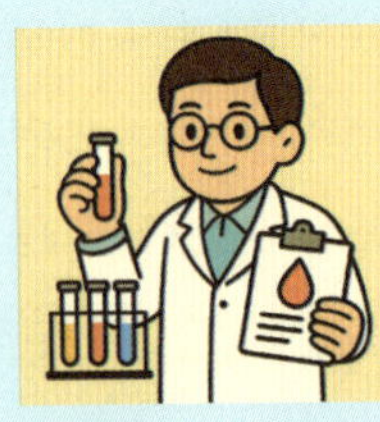

3) 임상병리사

혈액·소변·체액·조직 같은 생체시료를 분석해 질병 진단에 필 요한 검사 결과를 제공합니다. 최근에는 분자진단 장비나 자동 화 검사 로봇, 유전자 시퀀싱 기기 같은 첨단 기술을 활용해 더 빠르고 정확한 결과를 산출합니다. AI 및 빅데이터 알고리즘에 쓰일 '정확한 검사 데이터'를 확보하는 데 필수적인 직무입니다.

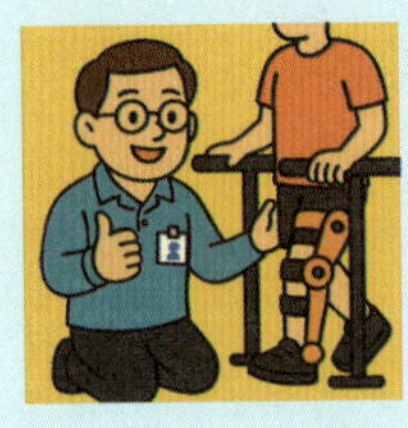

4) 재활치료사(물리치료사·작업치료사 등)

교통 사고나 뇌졸중 등으로 일상생활 수행에 어려움을 겪는 환 자를 도와서 재활 운동, 근력 강화, 보행 훈련을 지도합니다. 로 봇 외골격(Exoskeleton), 가상현실 재활 프로그램, 원격 재활 모니터링 기기 같은 신기술을 적극 활용해 환자의 운동 동작을 돕고 동기 부여를 높이는 역할을 합니다.

5) 약사

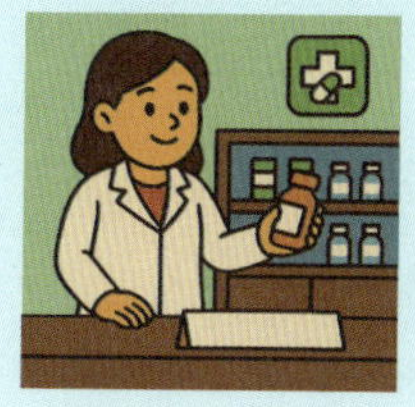

의사가 처방한 약을 조제·관리하고, 환자에게 복용법·부작용 등을 지도합니다. 정밀 의료 영역에서는 환자 유전자에 따라 약물 반응이 다르므로, 유전자 분석 결과를 참고해 맞춤형 약물 요법을 제안하기도 합니다. 빅데이터 기반으로 '부작용 모니터링 시스템'을 운영하는 역할도 맡을 수 있습니다.

6) 영양사

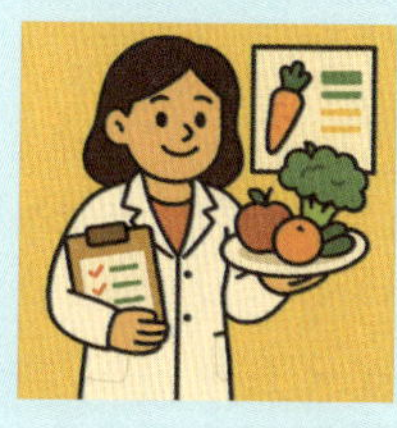

환자나 일반인이 건강한 식생활을 유지할 수 있도록 식단을 계획·관리합니다. 당뇨나 고혈압 같은 만성질환을 가진 이들에겐 AI·빅데이터 분석으로 도출한 개인 맞춤형 식단을 권장하기도 하고, '음식 약국(Food Pharmacy)' 프로그램에 참여해 식품 공급과 영양 교육을 담당합니다.

7) 의료 빅데이터 분석가 / 데이터 사이언티스트

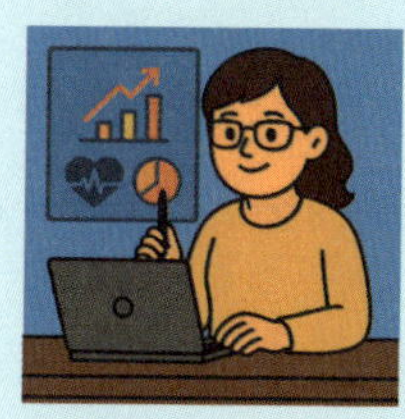

병원에서 축적되는 전자건강기록(EHR), 유전자 시퀀싱 정보, 웨어러블 기기 데이터 등 방대한 의료 데이터를 수집·처리·분석해 중요한 통계나 예측 모델을 만듭니다. 예컨대 AI 진단 알고리즘 개발, 전염병 확산 예측, 환자 맞춤형 치료법 추천 등에 기여하여 의료 효율과 정확도를 높입니다.

8) GIS(지리정보시스템) 전문가

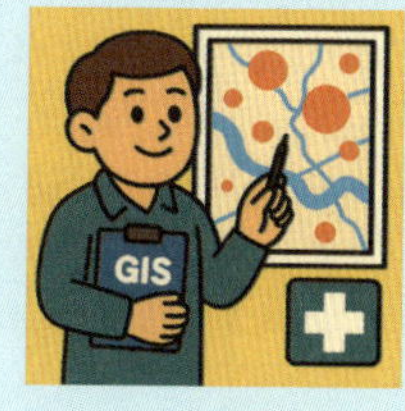

지역별 인구·환경·질병 정보를 지도 위에 시각화하고 패턴을 분석합니다. 병원 접근성이 낮은 지역이나 감염병이 자주 발생하

는 지역을 파악하여 공중 보건 정책에 반영하는 식으로 의료 인프라 기획에 참여합니다. 책에서 소개된 죽음의 지도, 미국 내슈빌 음식 사막 지도 제작 사례가 대표적입니다.

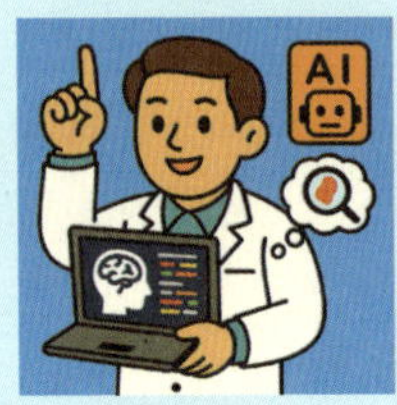

9) AI 개발자 / 머신러닝 엔지니어

딥러닝, 머신러닝 알고리즘을 활용해 의료영상을 자동 분석하거나, 전자건강기록(EHR)에서 질병 위험도를 예측하는 시스템을 개발합니다. 사람의 눈으로 놓치기 쉬운 미세 종양이나 이상 패턴을 AI가 찾아내면, 의료진은 더 정확한 진단과 치료 전략을 세울 수 있습니다.

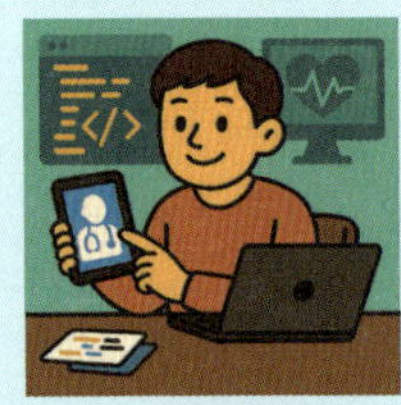

10) 의료 소프트웨어·플랫폼 개발자

원격 진료 앱, 병원 전산시스템, 환자용 모바일 헬스케어 플랫폼 등을 설계·개발합니다. 환자가 집에서도 스마트폰이나 태블릿을 통해 건강 상태를 점검·상담받을 수 있도록 하며, 의사·간호사는 실시간 데이터를 참고하여 맞춤형 진료를 할 수 있게 만듭니다.

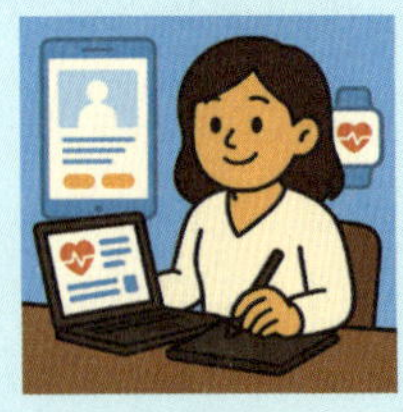

11) 디지털 헬스 사용자 환경(UI) / 사용자 경험(UX) 디자이너

병원 홈페이지, 원격 진료 앱, 웨어러블 기기 인터페이스를 사용자 친화적으로 설계합니다. 의료 장비가 복잡하더라도 환자나 의료진이 쉽게 활용할 수 있도록 디자인하고, 가독성과 안정감을 주는 사용자 환경(UI)으로 의료 기술 활용도를 높이는 역할을 합니다.

12) 정보보안 전문가

의료 빅데이터나 유전자 정보는 민감한 개인정보이므로, 이를 해킹이나 랜섬웨어로부터 보호하는 작업이 필수입니다. 병원 서버와 원격 진료 시스템에 보안 솔루션을 구축·점검하며, 데이터 암호화, 접근권한 관리, 침입 탐지 등을 통해 환자 프라이버시와 안전을 지켜냅니다.

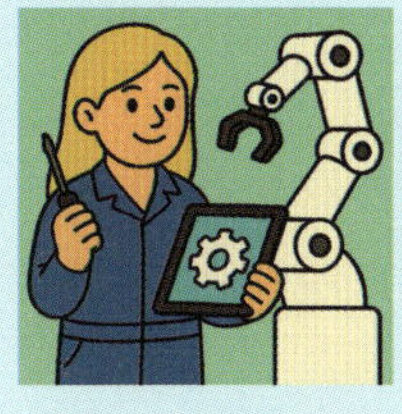

13) 의료 로봇 엔지니어

수술 로봇, 재활 로봇, 간호·약제 로봇 등을 연구·개발하거나 유지 보수하며, 정확도와 안정성을 끌어올립니다. 특히 수술 로봇은 의사의 움직임을 미세하게 보정해 안전하고 정교한 수술이 가능하도록 돕고, 재활 로봇은 근력이 약한 환자의 일상 동작을 보조해 삶의 질을 높여줍니다.

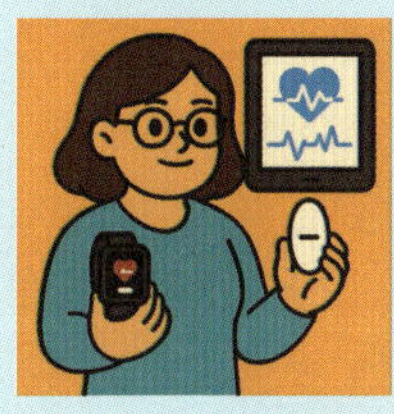

14) 웨어러블·사물인터넷(IoT) 센서 개발자

스마트워치, 연속 혈당 측정기(CGM), 넘어짐 감지 센서 등 인체나 주변 환경 정보를 실시간으로 측정하는 기기를 만듭니다. 이 센서들을 병원 서버나 스마트폰 앱과 연동해, 언제 어디서든 환자의 상태를 모니터링하고 위급 상황 시 즉시 알림을 제공하여 의료 대응이 더 신속하게 이루어지도록 합니다.

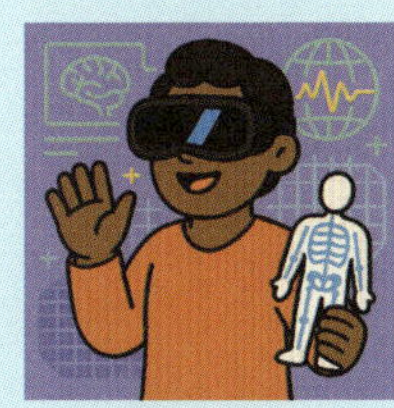

15) 증강현실·가상현실 개발자

의대생이 해부학을 익히는 가상 시뮬레이션, 수술실에서 3D 영상을 겹쳐 보는 증강현실, 재활 훈련용 가상현실 콘텐츠 등을 기획·개발합니다. 환자들은 가상현실 속에서 재활 동작을 게임처럼 반복하거나, 정신건강 치료에 몰입해 치료 효과를 높일 수 있고, 의료진은 원격 협진과 교육을 더욱 쉽게 진행할 수 있습니다.

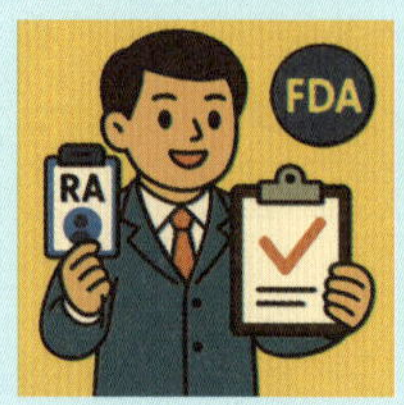

16) 의료기기 규제 전문가(RA)

새로운 로봇 수술기·유전자 편집 도구·AI 진단 소프트웨어 등
이 의료 현장에서 쓰이려면, 각종 인증과 안전성·유효성 시험을
거쳐야 합니다. 규제 전문가들은 허가 절차와 품질 관리, 임상시
험 데이터를 체계적으로 준비해 미국 식품의약국(FDA)나 식품의
약품안전처(MFDS) 승인을 얻는 과정을 주도하여 기술 상용화를
돕습니다.

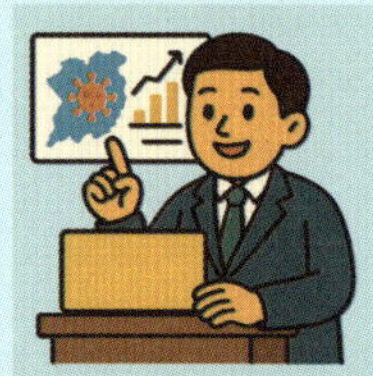

17) 공중보건 전문가

감염병 대응, 만성질환 예방, 백신 접종률 관리 등 지역 사회 전
체의 건강을 책임지는 직무로, 빅데이터·지리 정보 시스템(GIS)
등을 통해 건강 문제를 파악하고 효과적으로 해결하기 위한 계
획을 세웁니다. 교통 발달에 따른 질병 확산, 환경오염 문제 등도
분석하여 보건 정책이나 캠페인을 기획·실행합니다.

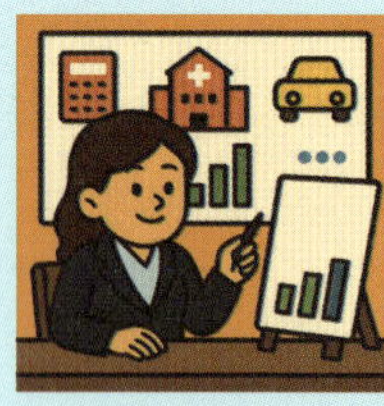

18) 보건정책·행정 전문가

의료비 부담, 병원 인프라 분포, 환자 접근성 같은 구조적 문제를
제도나 법·정책으로 풀어내는 직업입니다. 첨단 의료 기술이 누
구나 활용할 수 있도록 보험 적용 범위를 확대하거나, 저소득층
의료 지원, 무상 의대 교육 같은 개선책을 기획·도입합니다.

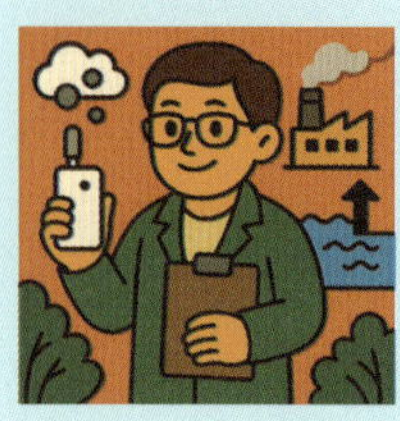

19) 환경보건 전문가

대기, 수질, 토양, 실내 공기 등 환경 요소가 사람들의 건강에 미
치는 영향을 조사합니다. 오염 지역의 건강 위험을 분석하고, 실
내 공기질이나 생활 환경을 평가해 개선 방안을 제안합니다. 또
한 식품 접근성이 낮은 '식품 사막(Food Desert)' 문제를 지역 환경
과 함께 분석하며, 건강한 지역 사회를 만들기 위한 정책을 수립
합니다.

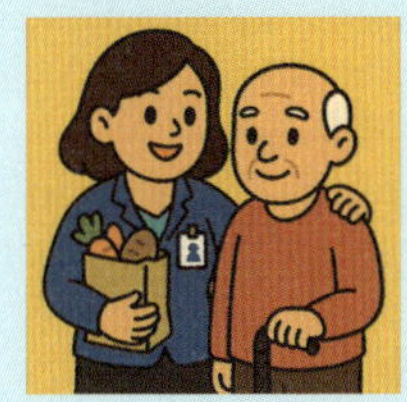

20) 사회복지사 / 의료사회복지사

환자 가정의 경제·사회·정서적 문제를 파악하고, 적절한 복지 제도나 의료 자원을 연계해 줍니다. 음식약국(Food Pharmacy)처럼 영양 지원이 필요한 환자에게 식품을 배분하거나, 재가(在家) 의료 서비스와 지역 사회 돌봄 프로그램을 연결해 환자가 의료 기술 혜택을 실제로 누릴 수 있게 돕습니다.

21) 심리학자 / 상담사 / 정신건강 전문가

스트레스, 우울증, 공포증, 외상 후 스트레스 장애(PTSD) 등 정신적 문제를 치료하고 상담하는 직업입니다. 가상현실 노출 요법, 디지털치료제(DTx) 등을 현장에 적용해 환자의 증상을 완화합니다. 또한 원격 상담 플랫폼에서 AI 챗봇과 협업해 기초 상담을 진행하기도 합니다.

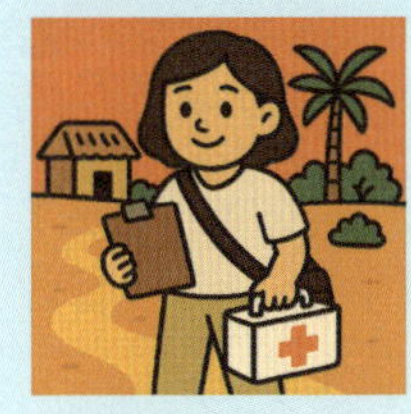

22) 국제개발 / NGO 활동가

저개발국이나 의료 취약 지역에서 보건 인프라를 구축하고, 감염병 예방 및 긴급 구호를 담당합니다. 백신 보급이나 원격 진료 시스템 구축 등을 통해 현지인들이 첨단 의료 기술을 활용하도록 지원하며, 자원봉사자를 조직해 현장에서 기초 의료 서비스를 제공합니다.

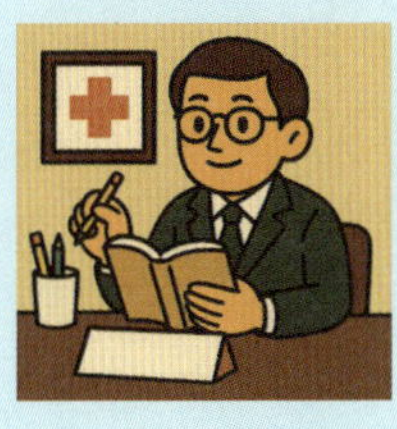

23) 윤리학자 / 의료윤리 전문가

유전자 편집(CRISPR), 환자 개인정보 활용, 임상시험, 안락사 등의 윤리 문제를 연구하고, 의료 기관·정부와 협력해 지침을 마련합니다. 첨단기술이 발전하면서 무분별한 편집, 데이터 편향 등이 문제가 될 수 있으므로, 공정하고 안전한 활용 방안을 제시합니다.

24) 의료 전문 변호사 / 법률 전문가

의료 분쟁, 개인정보·보험·특허 관련 분쟁에서 법적 절차를 대변하거나 자문합니다. 로봇 수술 오류, 유전자 정보 유출, AI 진단 오진 등 다양한 영역에서 환자·의료 기관의 권리와 의무를 명확히 하여 분쟁을 해결하거나 사전 예방책을 마련합니다.

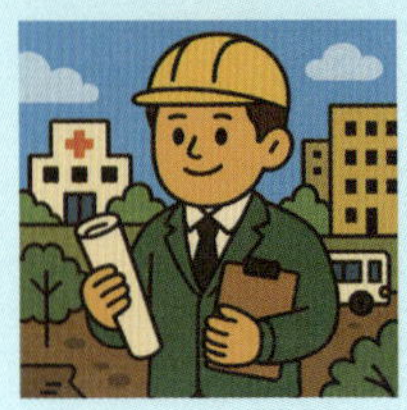

25) 건축·도시계획 전문가(헬스케어 건축 분야)

병원을 짓거나 도시를 개발할 때, 의료 접근성과 환경 요인을 종합적으로 고려해 설계합니다. 환자·노약자들이 안전하게 이용할 수 있는 동선과 치료 친화적 인테리어(치유 환경), 혹은 병원 근처 대중교통·주차 편의 시설 등을 계획해 지역 건강 수준 개선에 기여합니다.

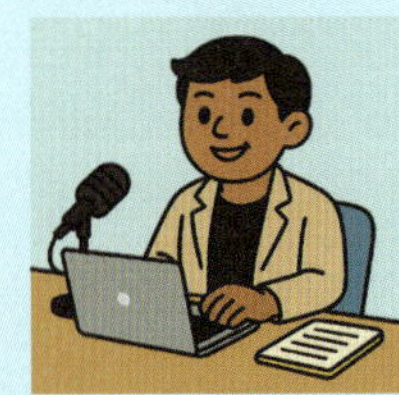

26) 의료·과학 저널리스트

최신 의료 기술(로봇 수술, AI 진단, 가상현실 재활, 빅데이터 분석 등)을 대중에게 알기 쉽게 전하고, 건강 불평등이나 윤리 문제를 심층 취재해 여론을 환기하는 역할을 합니다. 건강 정보의 홍수 속에서 시민들이 정확한 지식을 얻도록 돕고, 공적 담론을 형성해 정책 변화를 촉구합니다.

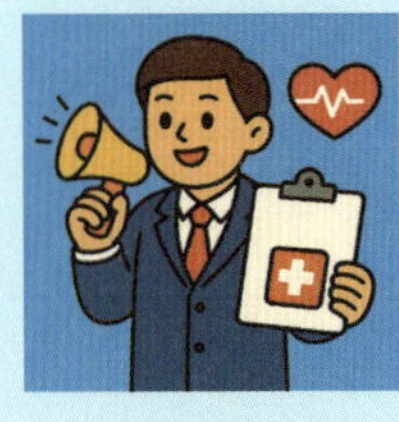

27) 헬스케어 마케터 / 홍보 전문가

병원·의료기기 회사·디지털 헬스 스타트업에서 제품과 서비스를 시장에 알리는 일을 합니다. 첨단기술의 이점을 소비자(환자, 의료진)에게 효과적으로 설명하고, SNS 캠페인 등으로 인식을 개선해 더 많은 사람이 의료 기술 혜택을 누리도록 장려합니다.

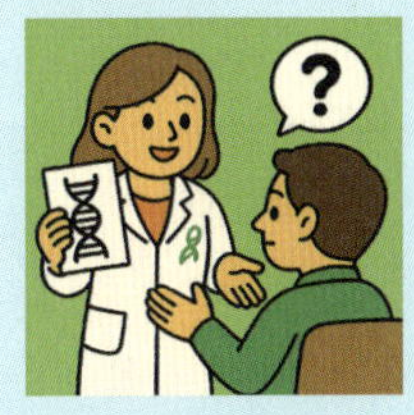

28) 유전상담사

유전자 검사를 받고 싶은 환자나 희귀질환 가족을 대상으로, 검사 결과 해석과 의사 결정(예: 아이 출산, 예방수술 등)에 관한 조언을 제공합니다. 정밀 의료가 보편화되면서 환자 맞춤형 약물치료나 유전자 편집 가능성 등에 대해 의료진과 환자 사이를 연결해 주는 핵심 역할입니다.

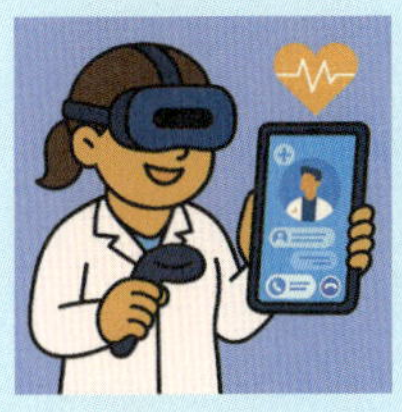

29) 디지털치료제(DTx) 기획자

스마트폰 앱이나 증강현실·가상현실 기반으로, 알코올 중독·우울증·주의력결핍 과잉행동장애(ADHD) 등 다양한 질환을 '약물 없이도' 개선하도록 설계하는 디지털 치료 프로그램을 개발합니다. 의료기기 소프트웨어로 승인받아 실제 처방에 사용되기도 하며, 빅데이터·AI를 통해 개인별 맞춤 치료를 구현합니다.

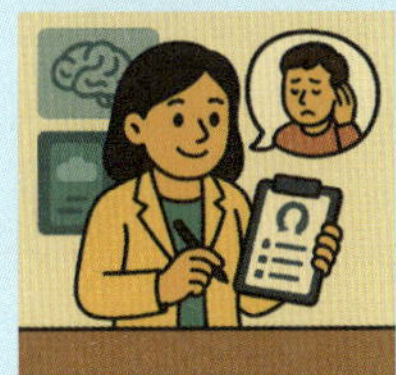

30) 임상심리학자

심리 검사를 토대로 정신 질환을 진단·평가하고, 인지행동치료(CBT)나 상담 기법으로 환자를 돕습니다. 최근에는 AI 챗봇과 연계한 온라인 상담, 가상현실 치료(공포증·트라우마), 웨어러블 기기로 스트레스 지수를 실시간 측정하는 방식 등 기술 활용이 중요해지고 있습니다.

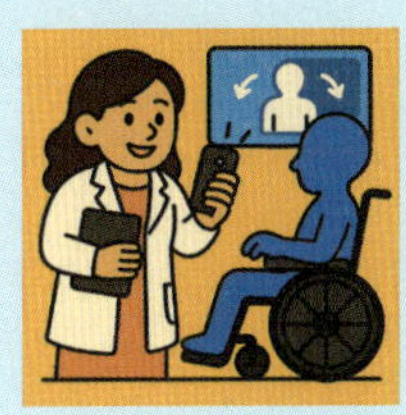

31) 인체공학 연구원

의료진이나 환자의 작업 환경을 분석해 안전하고 효율적인 시스템을 구축합니다. 예를 들어, 간호사 근무 편의를 높이는 병실 설계, 수술실 로봇 콘솔 사용감 개선, 장시간 휠체어 사용자의 자세 분석 등을 담당합니다. 증강현실·가상현실 시뮬레이션, 모션 캡처를 적극 활용합니다.

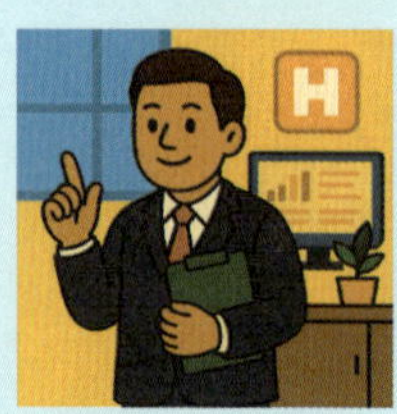

32) 병원관리자

의료 기관의 인력·예산·시설을 총괄 운영하며, 환자 만족도와 의료 서비스 품질을 높이는 계획을 수립합니다. 신기술(원격 진료, AI 접수시스템, 의료 로봇 등)을 도입해 효율을 높이는 역할도 하며, 환자 데이터 관리나 보험 청구 프로세스 개선을 주도합니다.

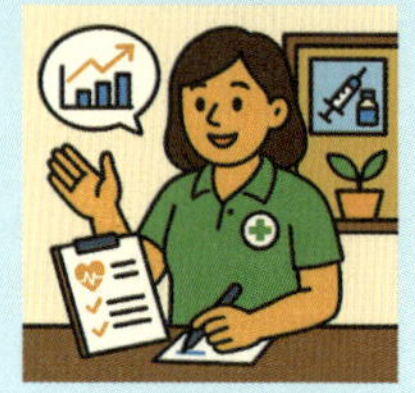

33) 지역 사회 건강 코디네이터

동네나 학교, 복지관 등에서 주민 건강 프로그램(예: 예방접종 행사, 영양 교육, 운동 모임)을 운영합니다. 빅데이터로 '이 지역 고혈압 환자 비율이 높다'는 통계를 얻은 뒤, 맞춤형 건강 관리 지침을 안내하는 식으로, 의료 현장과 주민 사이를 잇는 실무를 맡습니다.

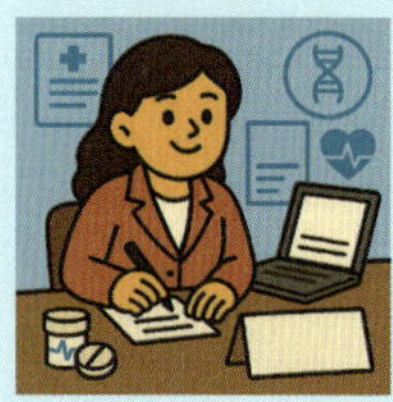

34) 메디컬 라이터

의료·과학 분야 논문, 건강 정보, 환자 안내문 등을 작성하고 편집하는 일에 종사합니다. 복잡한 과학·의학 지식을 독자 친화적으로 풀어서 전달하고, 의료 기술의 안전성·효과를 문서화하는 과정을 맡습니다. 전자건강기록(EHR) 관련 문서나 제약·바이오 회사의 임상시험 보고서 작성도 포함됩니다.

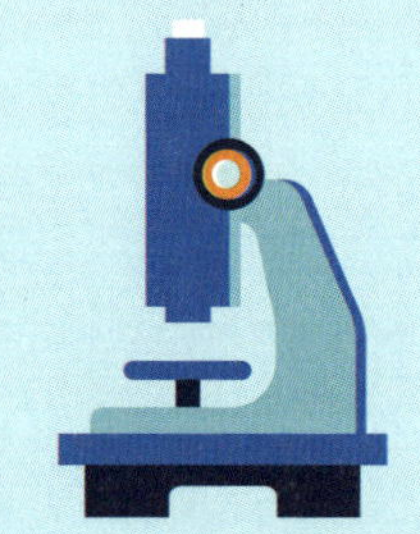